W0306428

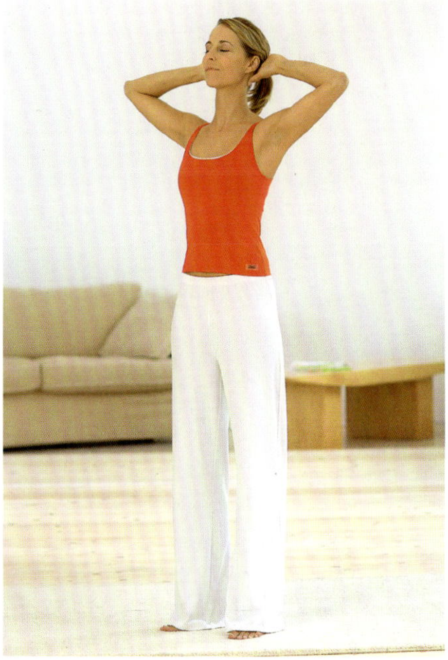

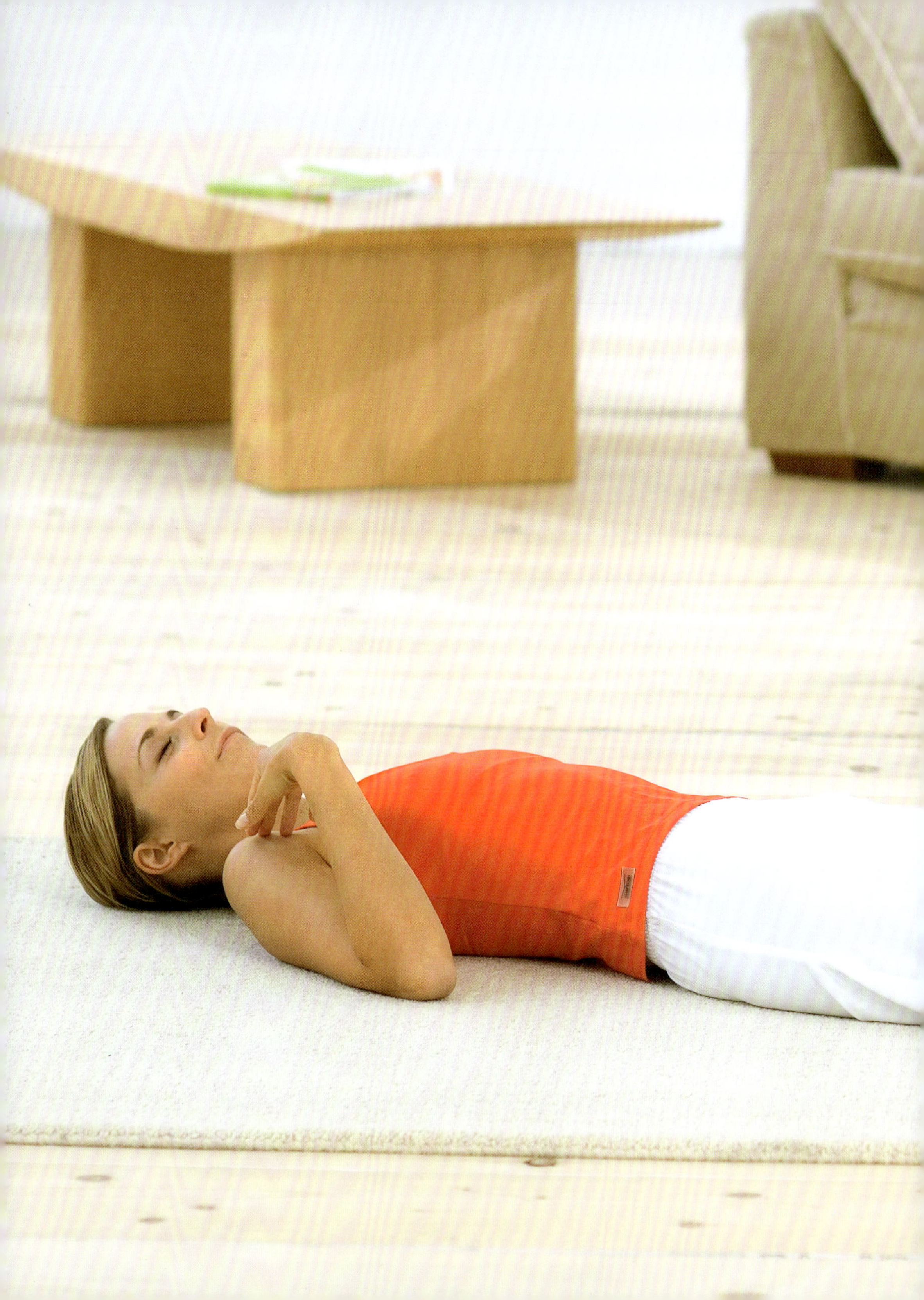

Muskelentspannung nach Jacobson

blv

Mit Übungen auf CD

ANJA SCHWARZ
ALJOSCHA SCHWARZ

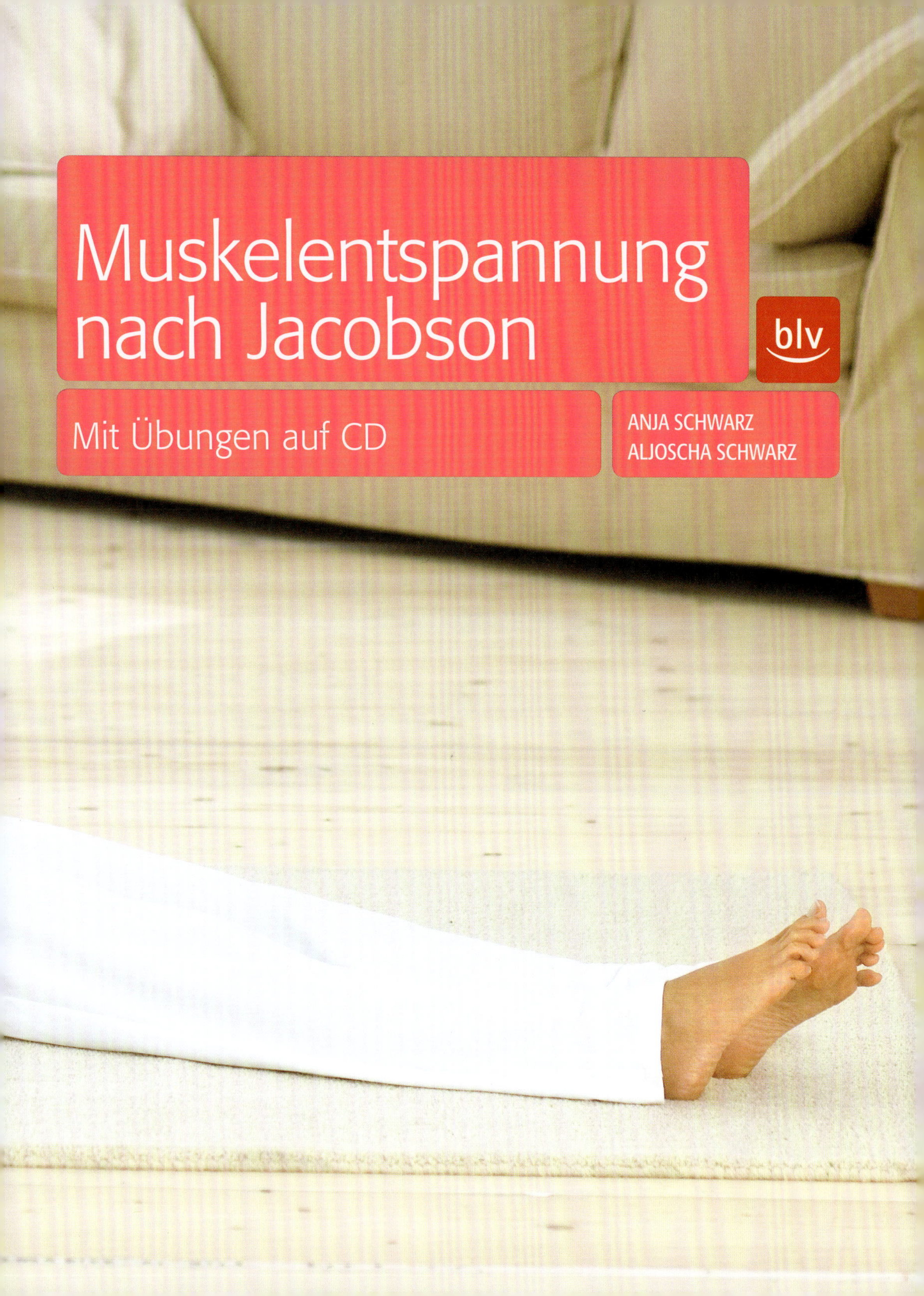

Was Sie in diesem Buch finden

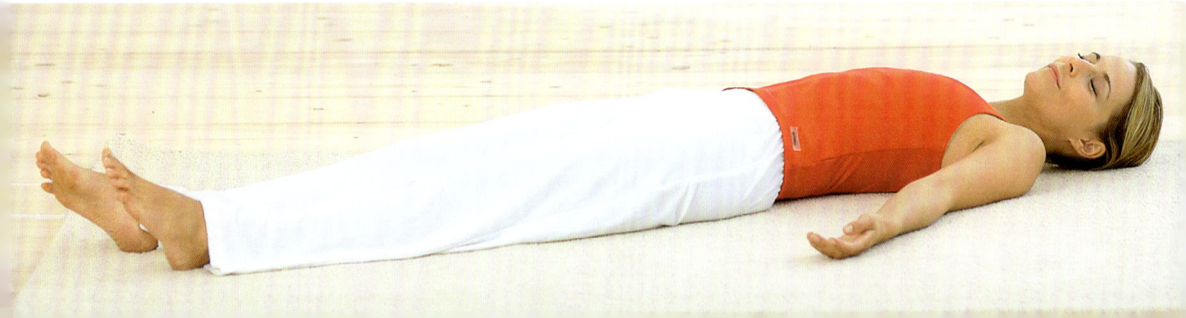

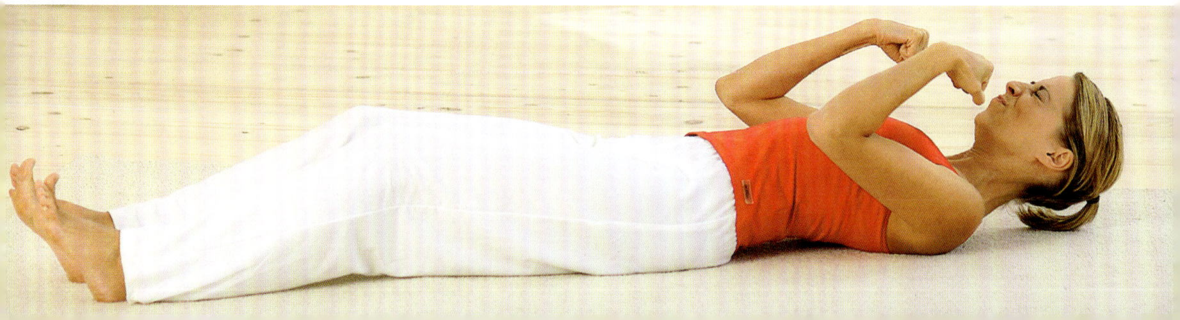

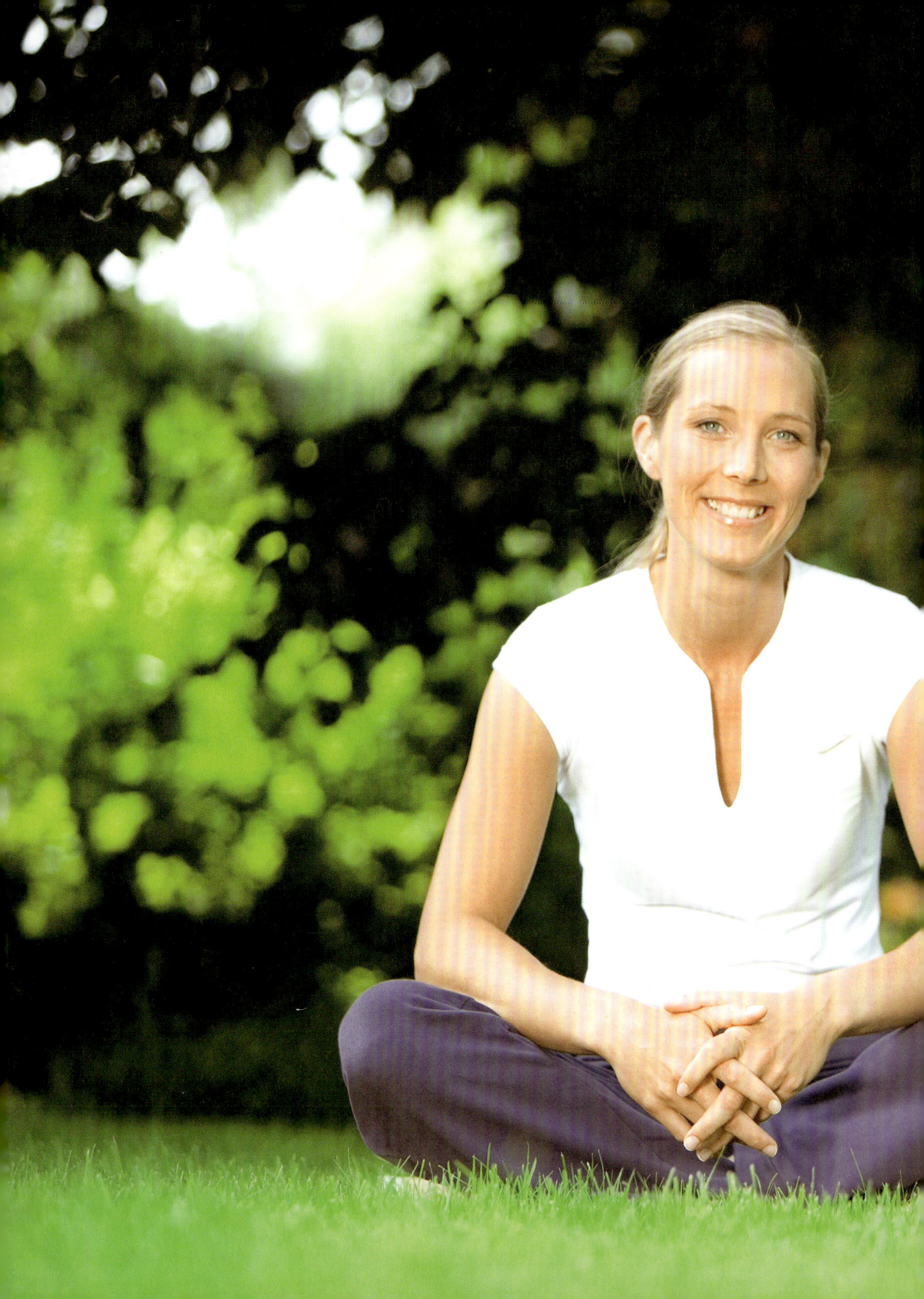

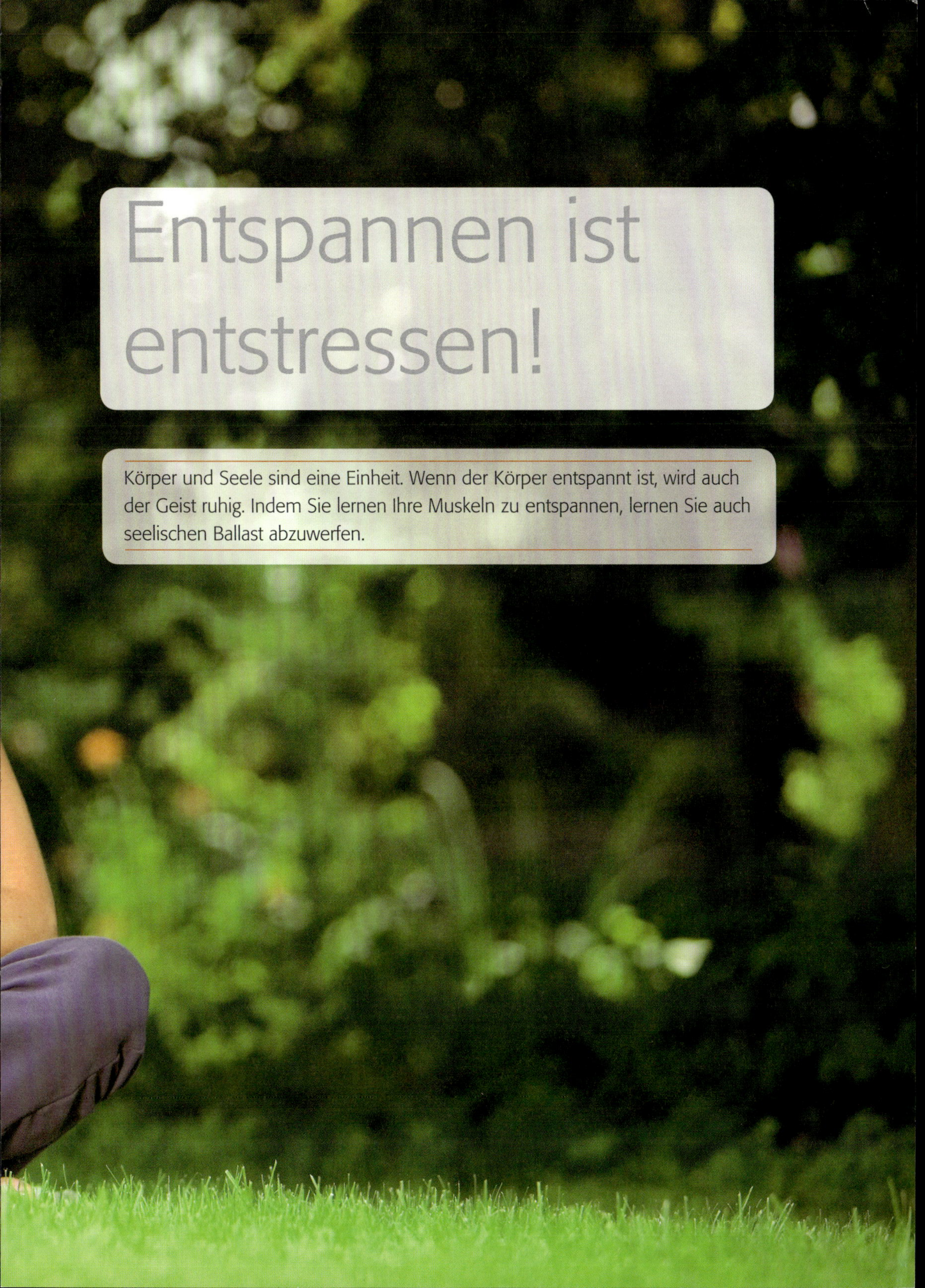

Entspannen ist entstressen!

Körper und Seele sind eine Einheit. Wenn der Körper entspannt ist, wird auch der Geist ruhig. Indem Sie lernen Ihre Muskeln zu entspannen, lernen Sie auch seelischen Ballast abzuwerfen.

Entspannen kann man lernen

»Ich kann mich einfach nicht entspannen!« – das glauben viele Menschen, die gestresst und verspannt sind. Vielleicht geht es Ihnen ja auch so. Sie spüren, dass Ihre Muskeln ständig gespannt sind, vielleicht leiden Sie an Kopfschmerzen, weil Ihr Nacken verkrampft ist oder Ihr Rücken tut Ihnen weh. Doch Sie haben das Gefühl, wenig dagegen tun zu können. Sie würden sich gern entspannen, aber der tägliche Stress spannt Sie an. Die Spannungen lösen wiederum Stress aus, und so sehr Sie sich auch entspannen wollen – es klappt einfach nicht.

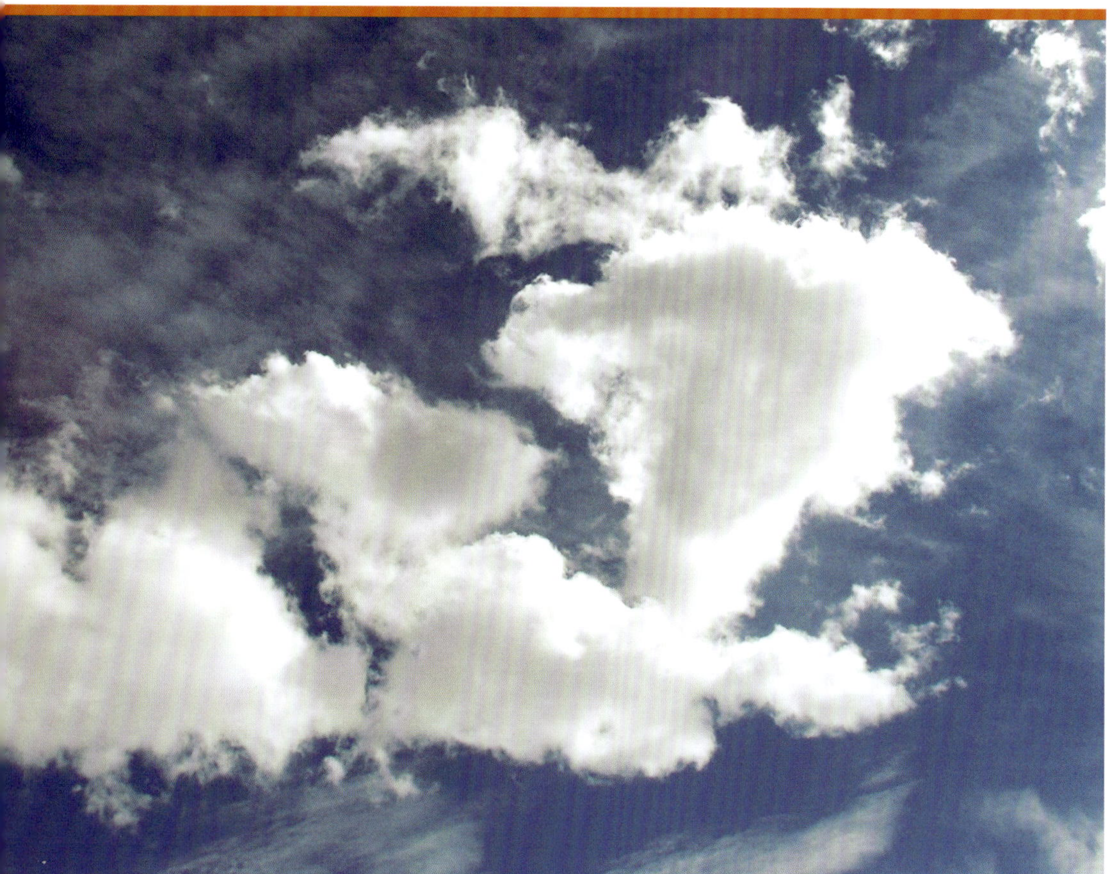

Was Sie, wie die meisten Menschen, vielleicht nicht wissen: Entspannung kann man üben und lernen. Das dauert nicht lange. Schon nach der ersten Übungseinheit werden Sie das Gefühl tiefer Entspannung kennenlernen. Und es ist auch einfach. Sie müssen keine schwierigen Techniken erlernen. Wie es geht, erfahren Sie in diesem Buch.

Es tut so gut, loszulassen

Wenn Sie angespannt sind, sind Sie auch schnell erschöpft und fühlen sich manchmal wie ausgelaugt. Kein Wunder: Ihre Muskeln arbeiten ja die ganze Zeit. Allerdings ist das eine ziemlich ineffektive Arbeit. Auch wenn Sie noch so verspannt sind, werden Sie dadurch keine Bodybuilderfigur bekommen. Obwohl diese Muskelarbeit ineffektiv ist, so kostet sie doch leider sehr viel Energie.

Die ständige Anspannung führt zu einem chronisch erhöhten Muskeltonus, der wiederum eine ganze Reihe negativer Konsequenzen mit sich bringt.

Wenn Sie lernen, sich effektiv zu entspannen, profitieren Sie mehrfach. Sie fühlen sich leichter und wohler, Sie haben mehr Energie zur Verfügung und Sie tun etwas für Ihre Gesundheit.

Entspannen können lohnt sich:

- Ihr Immunsystem funktioniert besser.
- Ihre Verdauung läuft reibungslos.
- Sie beugen Herzinfarkt und Bluthochdruck vor.
- Angststörungen werden gemindert.
- Schmerzen werden gelindert, insbesondere Kopfschmerzen und Migräne.
- Ihre Konzentration verbessert sich.
- Psychosomatische Störungen lösen sich auf.
- Sie vermeiden Fehlhaltungen und verhindern oder lindern Beschwerden wie Rückenschmerzen oder Arthrose.

Es lohnt sich also in jeder Hinsicht, noch heute damit zu beginnen, eine wirklich effektive Entspannungstechnik zu erlernen!

INFO

Folgen chronischer Anspannung:

- Der Blutdruck steigt.
- Das Nervensystem leidet.
- Die Atmung ist eingeschränkt.
- Es kommt zu Durchblutungsstörungen.
- Die Verdauungsorgane können ihre Funktion nicht mehr optimal erfüllen.
- Der Bewegungsapparat ist nicht im Gleichgewicht, die Folge sind Fehlhaltungen und Schmerzen.

Dem Stress sinnvoll begegnen

Dass Sie verspannt sind, hat einen Grund. Es handelt sich eigentlich um eine natürliche Reaktion Ihres Körpers auf Stress. Diese Stressreaktion war in den Zeiten, als der Mensch noch als Jäger und Sammler durch die Wildnis zog, sehr sinnvoll. Sie war geradezu überlebenswichtig: Wenn eine Gefahr drohte, ging es um schnelles, effektives Handeln – Kampf oder Flucht. Stress ist eine Reaktion, die den Körper kampf- oder fluchtbereit macht.

Zunächst wird der sympathische Teil des autonomen Nervensystems aktiviert. Dadurch werden alle nicht lebensnotwendigen Aktivitäten im Körper – wie Hunger, Schlafbedürfnis, sexuelle Empfindungen – eingestellt und die Aktivitäten, die für die Reaktion auf eine äußere Bedrohung notwendig sind, angekurbelt. Drüsen schütten Stresshormone aus: vor allem Adrenalin, aber auch Noradrenalin und Kortisol. Daraufhin schlägt das Herz schneller und es werden mehr Sauerstoff und Zucker zu den Muskeln transportiert, damit ausreichend Kraft in der bedrohlichen Situation zur Verfügung steht. Der Atem wird schneller und die Aufnahme von Sauerstoff steigt. Die Blutgefäße verengen sich. Das dient dazu, den Körper bei Verletzungen vor Blutverlust zu schützen. Die Spannung der Muskeln wird erhöht, die Muskeln stehen förmlich unter Strom. Die Muskeln werden für den Angriff oder die Flucht aufgewärmt. Die Schweißdrüsen werden aktiv, weil sich der Körper auf Kühlung vorbereitet und darauf einrichtet, die Muskeln auf Hochtouren laufen zu lassen. Die Verdauung wird »heruntergeschaltet«. Dadurch hat der Körper mehr Blut für die Muskeln zur Verfügung, die er für den vermeintlichen Kampf braucht.

Erholungsreaktion nach der Gefahr

Wenn die Gefahr vorbei ist, kommt es zu einer Erholungsreaktion. Der Körper entspannt sich und »fährt wieder herunter«. Der Parasympathikus wird aktiv, die Stresshormone werden abgebaut. Die Anspannung und die körperlichen Reaktionen gehen zurück. Auch die Verdauung wird wieder angeregt.

Aber was geschieht, wenn die Gefahr nicht aufhört? Wenn der Körper in der Alarmhaltung bleibt? Das war im biologischen Programm nicht vorgesehen, die Gefahr endete irgendwann. Doch der heutige Zivilisationsstress kann von dem Gehirn als stetige Bedrohung wahrgenommen werden. Und diese Bedrohungen können Sie eben nicht so leicht durch Kampf oder Flucht bewältigen. Der Stress hält an und Ihr Körper wird im Alarmzustand gehalten: Es kommt zu einer chronischen Erschöpfung. Die Energievorräte des Körpers werden aufgebraucht. Man fühlt sich matt und abgeschlagen, vielleicht auch depressiv und müde. Wissenschaftliche Untersuchungen zeigen, dass lange anhaltender Stress Immunsystem, Kreislauf, Nerven und Psyche durcheinanderbringt.
Es ist also wichtig, andere Wege zu finden, den Stress und die damit verbundenen Spannungen abzubauen. Und das funktioniert, indem wir lernen, unsere Wahrnehmungen anders zu bewerten.

Muskelspannung und seelische Spannung

Vielleicht fragen Sie sich, wie das gehen soll, Wahrnehmungen anders zu bewerten. Wenn der Job stresst, der Chef nervt, die Kinder quengeln, der Arbeitsplatz oder die Beziehung bedroht ist?
Nun, es gibt eine Reihe sehr wirksamer Methoden. Sie können bewusst nach positiven Aspekten einer Situation suchen und beispielsweise eine Niederlage als Herausforderung oder Lernerfahrung bewerten. Sie können Ereignissen einen »neuen Rahmen« geben, beispielsweise

indem Sie eine gefürchtete Rede auf einer Feier als Schauspiel betrachten. Sie können Ihr Unterbewusstsein auf »Positives Denken« programmieren. Vielleicht haben Sie schon etwas davon ausprobiert – mit keinem oder mäßigem Erfolg. Das liegt aber nicht daran, dass diese Methoden unsinnig oder unbrauchbar wären. Sie genügen nur nicht.

Der beste Weg, Stresssituationen umzubewerten, besteht darin zu lernen, die Muskulatur zu entspannen. Dann werden die psychologischen Methoden wirksam. Durch Entspannung können Sie dem Körper klar machen, dass keine Gefährdung besteht.

Das Unterbewusstsein drückt Gefühle der Bedrohung durch Muskelspannung aus. Wenn die Muskeln entspannt sind, signalisiert das, dass die Bedrohung vorbei ist. Die Entspannung der Muskeln löst auch die seelischen Spannungen!

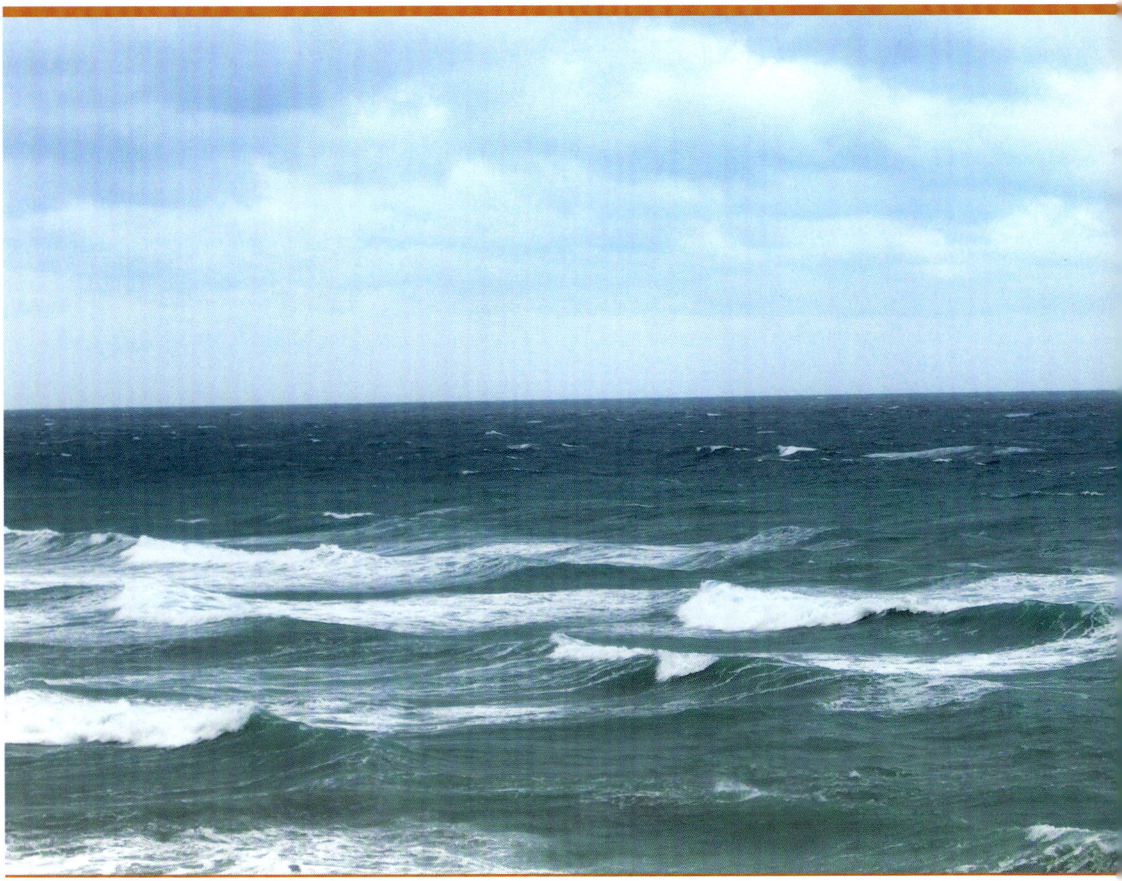

Vollkommen entspannt

Heute sehnen sich sehr viele Menschen nach Entspannung. Es gibt ja auch ein großes Angebot: Autogenes Training, Yoga, Meditation, Qi Gong, Tai Chi, Selbsthypnose und einige mehr. All diese Methoden sind sehr sinnvoll. Sie helfen nicht nur zu entspannen, sondern sie haben auch einige interessante »Nebenwirkungen«. Beim Autogenen Training können Sie lernen, unwillkürliche körperliche Vorgänge zu beeinflussen, Yoga schafft Beweglichkeit, Meditation bringt tiefe Ruhe in die Seele, Qi Gong fördert die Gesundheit auf ganzheitliche Weise, Tai Chi verbessert die Koordination, die Selbsthypnose hilft Ihnen dabei, Ihre unbewussten Kräfte zu wecken. Jede einzelne dieser Methoden ist also empfehlenswert.

Vorteile der Muskelentspannung

Was die Muskelentspannung nach Jacobson (Progressive Muskelrelaxation, PMR) jedoch auszeichnet, sind vor allem zwei Dinge:

- Es ist die Methode, die am einfachsten zu erlernen ist. Im Gegensatz zu allen oben genannten Wegen kann PMR auch ohne Lehrer gefahrlos erlernt werden.
- Die Tiefe der Entspannung, die mit PMR schon nach kurzer Zeit erreicht werden kann, ist stärker als bei allen anderen Methoden. Das wurde in zahlreichen wissenschaftlichen Untersuchungen nachgewiesen.

Wenn es Ihnen also vor allem um tiefe Entspannung mit all ihren Vorteilen geht, und wenn Sie diese Entspannung auch möglichst schnell ohne langwierige Kurse und komplizierte Übungen erreichen wollen, dann ist die Muskelentspannung nach Jacobson für Sie eine ideale Methode.

Übrigens ist die Fähigkeit gut zu entspannen auch eine perfekte Vorbereitung für andere körperorientierte Methoden.

Weshalb Sie mit PMR wirklich entspannen können

Die vollkommene Entspannung gelingt, weil sie gleich mehrere natürliche Reaktionen ausnutzt. Zunächst mag es Ihnen seltsam vorkommen, dass Sie, um zu entspannen, die Muskeln erst einmal kräftig anspannen sollen. Das hat aber seinen guten Grund:

INFO

Progressive Muskelrelaxation bedeutet »fortschreitende Muskelentspannung«. Die Methode wurde ab 1934 von dem amerikanischen Physiologen Edmund Jacobson an der Harvard Universität entwickelt, vor allem um Ängste zu behandeln. Der südafrikanische Psychiater Joseph Wolpe entwickelte ab 1949 Jacobsons Methode weiter, um schneller zur Entspannung zu gelangen.

- Sie lernen, ein Bewusstsein für die Spannung Ihrer Muskulatur zu entwickeln. Wenn Sie genau spüren, welche Spannung ein Muskel hat, wird es viel leichter, diese Spannung aufzulösen. Indem Sie Ihr Bewusstsein für die Muskeln verbessern, verbessern Sie zugleich Ihr Körpergefühl.
- Durch die starke Anspannung wird der Muskel ermüdet. Die Spannung wird immer sieben Sekunden lang gehalten – dann muss der Muskel entspannen.

INFO

Vorzüge der PMR:

- Sie brauchen keinerlei Hilfsmittel.
- Sie haben keine Nebenwirkungen zu befürchten.
- Sie können PMR ohne einen Lehrer lernen.
- Die Methode ist vollkommen ungefährlich.

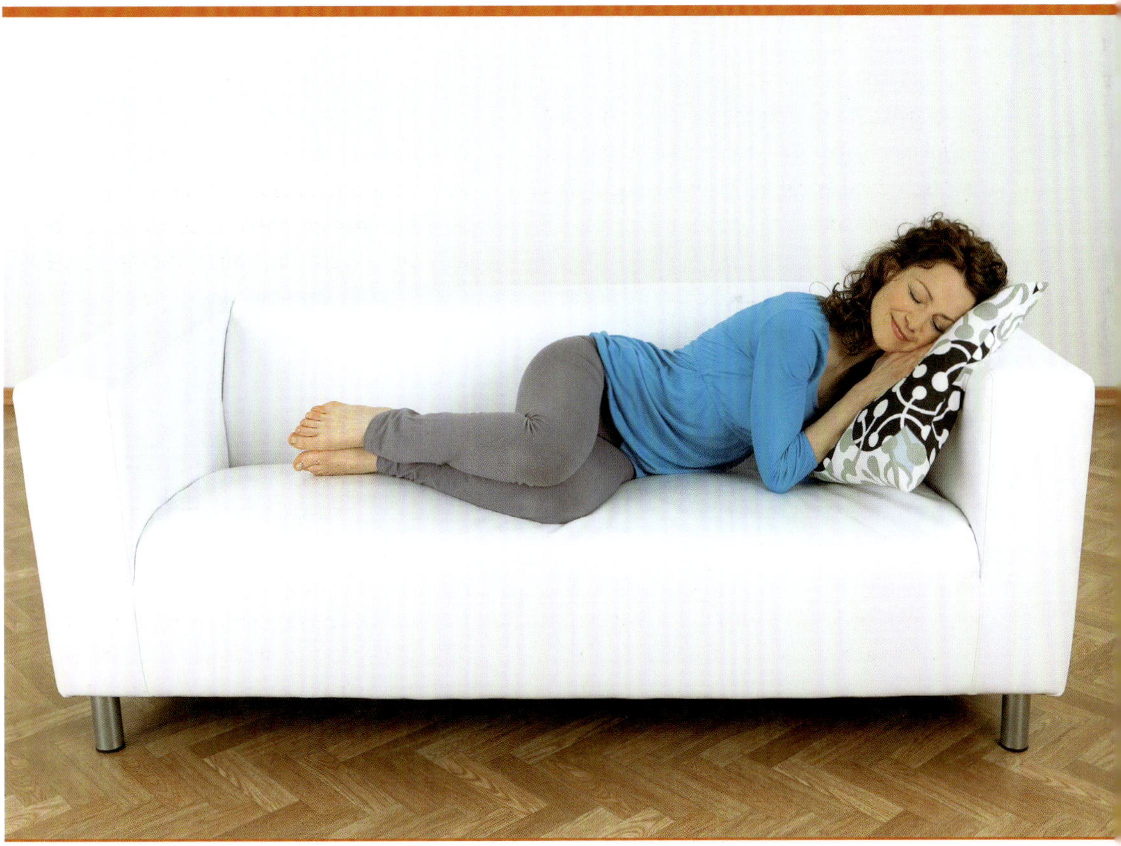

- Das plötzliche Loslassen nach der Anspannung entspricht der Entspannung der Feder in einem Kugelschreiber. Die Feder ist eingerastet und wird beim nochmaligen Drücken weiter zusammengedrückt, um dann zurückzuschnellen.

Die Folge ist, dass die Muskelspannung sofort unter das Normalmaß sinkt. Dabei entsteht eine Rückkopplung mit der Psyche: Ein Ruhegefühl stellt sich ein und Stress löst sich auf. Die Parasympathikusaktivität (Entspannungsreaktion) steigt und gleichzeitig sinkt die Sympathikusaktivität (Stressreduktion).
Trotz dieser Vorzüge gibt es einige Situationen, in denen man die Muskelentspannung nicht ausführen sollte:

- Bandscheibenvorfall oder Hexenschuss
- Schizophrenie
- Panikattacken (außer, wenn Sie durchhalten, dann ist es ideal!)

Bei folgenden Problemen können Sie eventuell PMR üben, aber bitte nur nach Rücksprache mit Ihrem Arzt:

- extremer Bluthochdruck
- Herzerkrankungen
- Erkrankungen der Verdauungsorgane
- nach Operationen
- nach einem Schlaganfall

Bewegen und Atmen

Wenn Sie verspannt sind, werden Sie flach atmen. Das ist beinahe unvermeidlich. Zum einen ist die Atmung durch die verspannte Muskulatur eingeschränkt, zum anderen ist die flache Atmung eine natürliche Reaktion auf Stress.

Entspannung und tiefe Atmung

Wird die Atmung tiefer, kommt es automatisch zu mehr Entspannung. Das Prinzip ist dabei dasselbe, das der PMR zugrunde liegt: Beim tiefen Einatmen werden das Zwerchfell und die Muskulatur von Rippen und Bauch angespannt. Bei der darauf folgenden (reflexartig ablaufenden) Ausatmung entspannen sich diese Muskeln und »ziehen« andere Muskeln mit in die Entspannung.

Bewusstes Atmen ist also ebenfalls eine Entspannungsmethode (die beispielsweise im Yoga oder Qi Gong genutzt wird). Bei der PMR wollen wir uns nicht zu sehr auf den Atem konzentrieren. Es ist jedoch wichtig, darauf zu achten, dass der Atem während der Spannungsphasen »weiterläuft« (bei der Entspannung brauchen Sie nicht darauf zu achten, denn dann fließt der Atem von selbst!).

Eine kleine Atemübung

Zur Vorbereitung auf die Muskelentspannung können Sie die folgende kurze Atemübung durchführen – und damit schon ein wenig entspannen.

- Atmen Sie ein einige Male tief durch.
- Dann atmen Sie mit zusammengepressten Lippen (also gegen einem geringen Widerstand) so tief aus, wie Sie können. Versuchen

Sie dann, noch zweimal ein wenig Luft auszuatmen.

- Lassen Sie nun einfach los. Der Atem strömt ganz von selbst in Ihre Lunge und füllt sie mit Sauerstoff und Energie.
- Wiederholen Sie diesen Ablauf dreimal.

Sie werden sich auf jeden Fall energiegeladener und höchstwahrscheinlich schon ein wenig entspannter fühlen. Genießen Sie das!

Die drei Geheimnisse der perfekten Entspannung

Wenn Sie die vorangegangenen Seiten aufmerksam gelesen haben, kommen Ihnen diese »Geheimnisse« bereits bekannt vor:

- Körperliche Entspannung zieht seelische Entspannung nach sich.
- Atem und Entspannung hängen zusammen.
- Entspannen kann man üben.

Über die ersten beiden Punkte haben Sie schon einiges erfahren. Nun geht es um die Übung. Entspannen können Sie nicht theoretisch lernen, sondern nur durch Übung.

Je öfter Sie Entspannung üben, desto einfacher wird es für Sie entspannt in Körper und Seele zu sein, desto schneller werden Sie von Anspannung auf Entspannung umschalten können und desto tiefer wird die Entspannung, die Sie erreichen. Jede Minute, die Sie üben, lohnt sich. Es ist nur wichtig, dass Sie sich diese Minuten täglich nehmen.

Machen Sie es sich so leicht wie möglich: Betrachten Sie Ihre Übungszeit als täglichen erholsamen Kurzurlaub auf Ihrer Seeleninsel und nicht als lästige Pflicht. Natürlich gibt es immer wieder einmal Tage, an denen es Ihnen schwerer fällt zu üben. Bleiben Sie dennoch dran.

Mehr Lebensqualität und Energie

Zunächst werden Sie etwas länger benötigen, um vollkommen zu entspannen: etwa eine halbe Stunde täglich (besser natürlich, Sie üben zweimal täglich). Das ist nicht so viel, wie es vielleicht auf den ersten Blick scheint. Erstens ist diese Zeit in Wirklichkeit ein Zeitgewinn, denn Sie erhöhen nicht nur Ihre Lebensqualität, sondern gewinnen auch an Energie und Effektivität. Zweitens bleibt es nicht bei der langen Übungszeit. Schon nach ein bis zwei Wochen können Sie die Übungszeit auf zehn und dann auf fünf Minuten verkürzen. Mit noch etwas mehr Übung können Sie schließlich in Sekundenschnelle entspannen.

INFO

Das Muster der Entspannung nach Jacobson:

- ruhiger Puls
- ruhige Augenlider
- gleichmäßige, ruhige Atmung
- Gliedmaßen leicht beweglich
- subjektives Gefühl der Ruhe und des Wohlbefindens

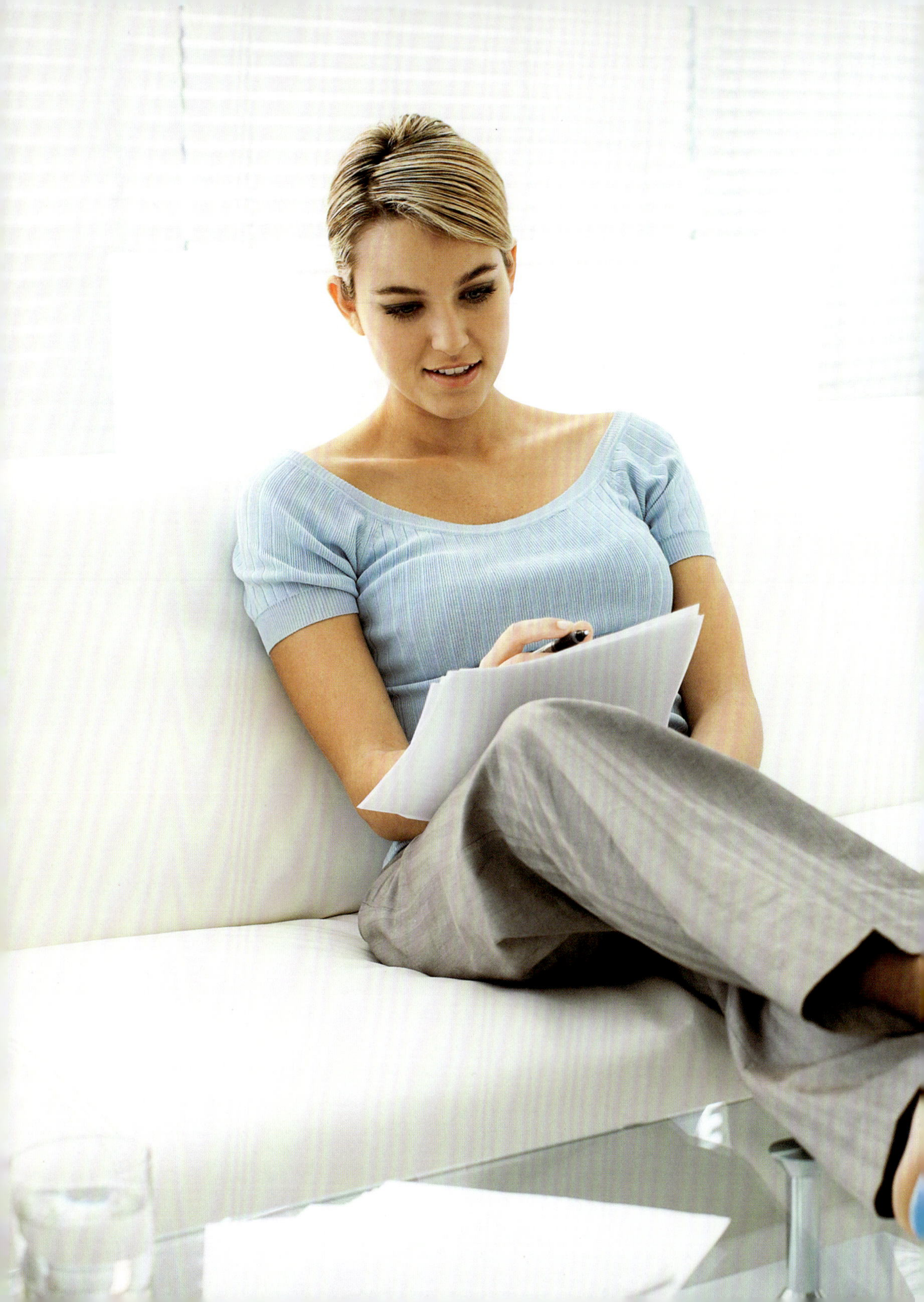

Entspannen ist ganz einfach!

Mit der Entspannung können Sie es nicht übertreiben. Ganz im Gegenteil: Je mehr Sie üben, desto besser und entspannter werden Sie sich fühlen. Legen Sie also häufig Entspannungspausen ein!

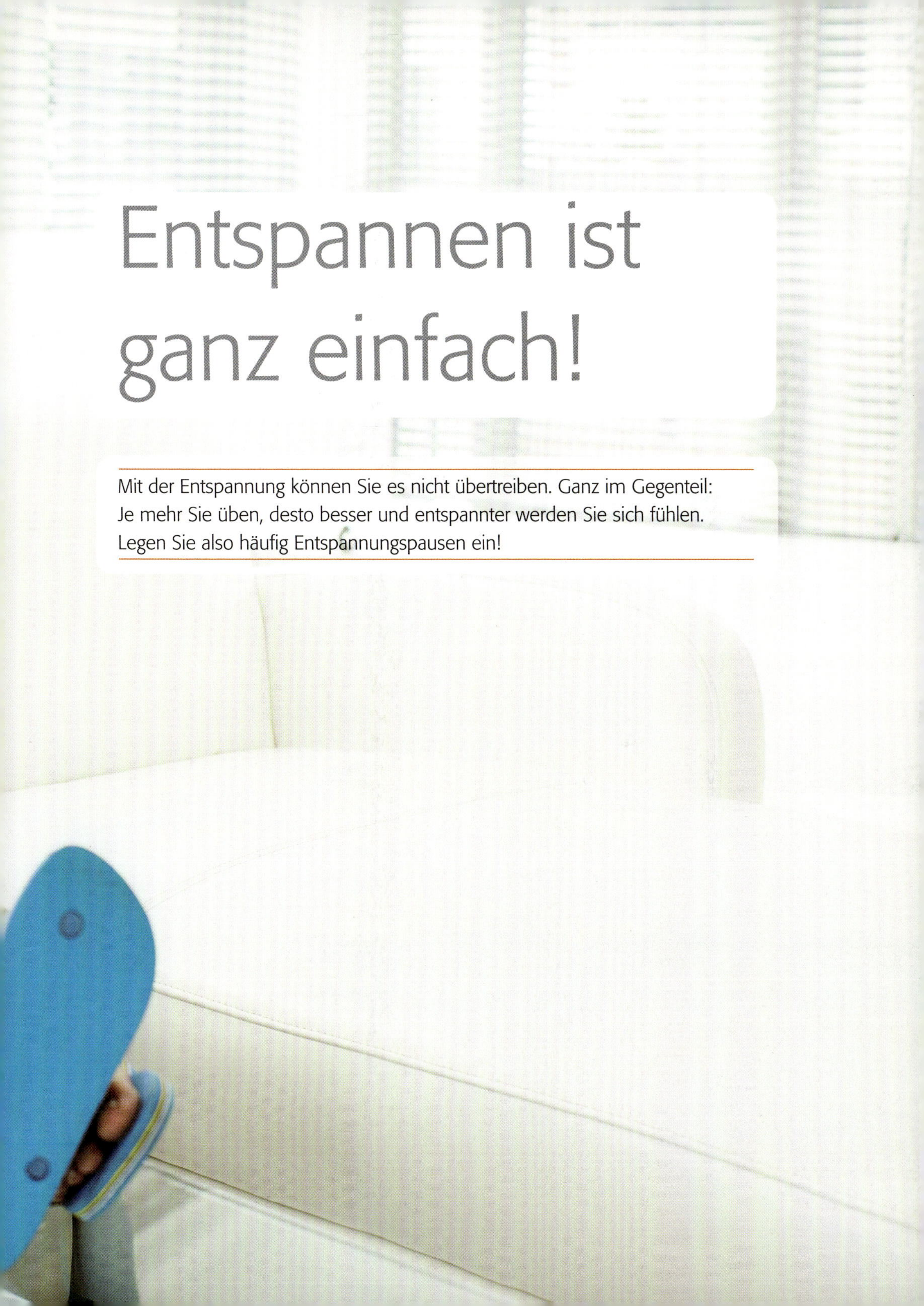

Tipps rund ums Üben

Wenn Sie ganz ungeduldig sind, können Sie einfach die CD, die diesem Buch beiliegt, anhören und den Übungen folgen. Wir empfehlen Ihnen allerdings, ein bisschen systematischer vorzugehen und zunächst die Beschreibung des Übungsprogramms im Buch zu lesen.

Gezieltes Anspannen

In der PMR werden nacheinander alle Muskeln angespannt. Nun fällt es aber den meisten Menschen nicht so leicht, gezielt einen bestimmten Muskel anzuspannen. Im Buch finden Sie für jeden Schritt praktische, leicht nachvollziehbare Anleitungen, wie Sie den betreffenden Muskel oder die betreffende Muskelgruppe anspannen.

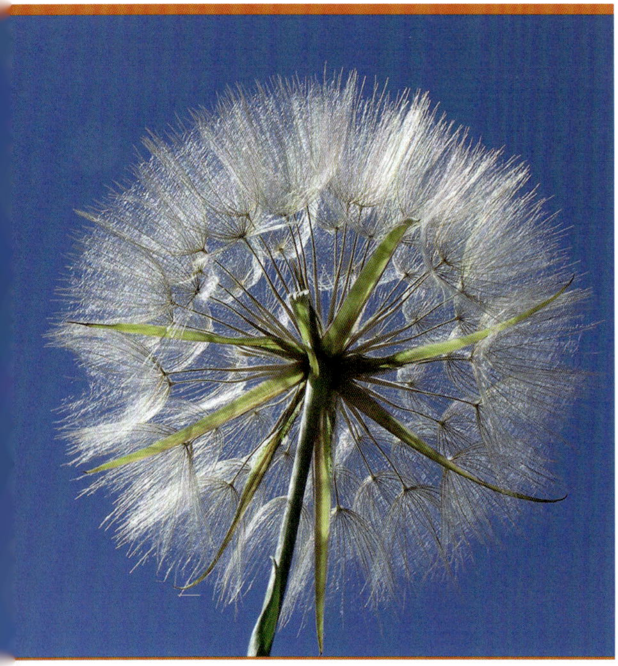

Diese Vorarbeit lohnt sich also durchaus. Machen Sie sich in aller Ruhe nach und nach mit Ihren Muskeln vertraut – das erleichtert nicht nur das Üben, sondern Sie verbessern dadurch bereits Ihre Körperwahrnehmung.

Drei Grundregeln

Jede Übung verläuft in drei Stufen. Sie spannen einen Muskel oder eine Muskelgruppe an, halten die Spannung ein wenig und lassen dann los. Für jeden dieser Schritte gibt es eine »Regel«, die wichtig ist, damit Sie auch wirklich eine tiefe Entspannung erreichen.

- **Anspannung:** Der Muskel bzw. die Muskelgruppe wird so fest wie möglich angespannt. Nicht nur ein bisschen, sondern so fest, wie Sie können. Selbstverständlich sollten Sie nicht übertreiben. Die Anspannung sollte nicht schmerzhaft werden – und sie darf natürlich keinesfalls Krämpfe auslösen. Das Üben sollte sich immer angenehm anfühlen.

- **Halten:** Diese Spannung halten Sie sieben Sekunden. Ganz wichtig ist, dass Sie dabei weiteratmen, denn während der Anspannung besteht eine Tendenz den Atem anzuhalten.

- **Loslassen:** Wichtig ist, dass Sie die Anspannung nicht nach und nach, sondern schlagartig loslassen. Es sollte so sein, als ob Sie einen Bogen gespannt hätten und nun die Bogensehne loslassen.

Bevor Sie beginnen

Sie müssen keine großartigen Vorbereitungen treffen, um mit dem Üben zu beginnen. Aber Sie können es sich etwas leichter machen, wenn Sie ein paar Tipps beherzigen. Betrachten Sie diese Tipps nicht als strenge Vorschriften, sondern lediglich als Hinweise dafür, wie Sie die Entspannung noch mehr genießen können.

- Sorgen Sie für eine angenehme Übungsatmosphäre. Dazu gehört auch, dass der Raum, in dem Sie üben, vorher durchgelüftet wird, aber warm ist. Ziehen Sie bequeme Kleidung an und legen Sie die Brille ab bzw. nehmen Sie Kontaktlinsen von den Augen.

- Sorgen Sie dafür, dass Sie ungestört sind. Schalten Sie den Anrufbeantworter ein und informieren Sie Ihre Mitbewohner darüber, dass Sie nicht gestört werden möchten. Wenn Sie ständig damit rechnen müssen, dass Ihre Entspannung unterbrochen wird, fällt es Ihnen schwer die Erfahrung der Entspannung vollkommen zu genießen.

- Legen Sie sich auf einen weichen Teppich oder verwenden Sie ein oder zwei dicke Decken als Unterlage.

- Besorgen Sie sich eine Nackenrolle. Das ist für manche Menschen wichtig, damit der Kopf bequem liegen kann. Natürlich tut es auch eine zusammengerollte Decke oder ein Kissen.

- Es ist sehr hilfreich, wenn Sie feste Übungszeiten festlegen, sofern das möglich ist. Die

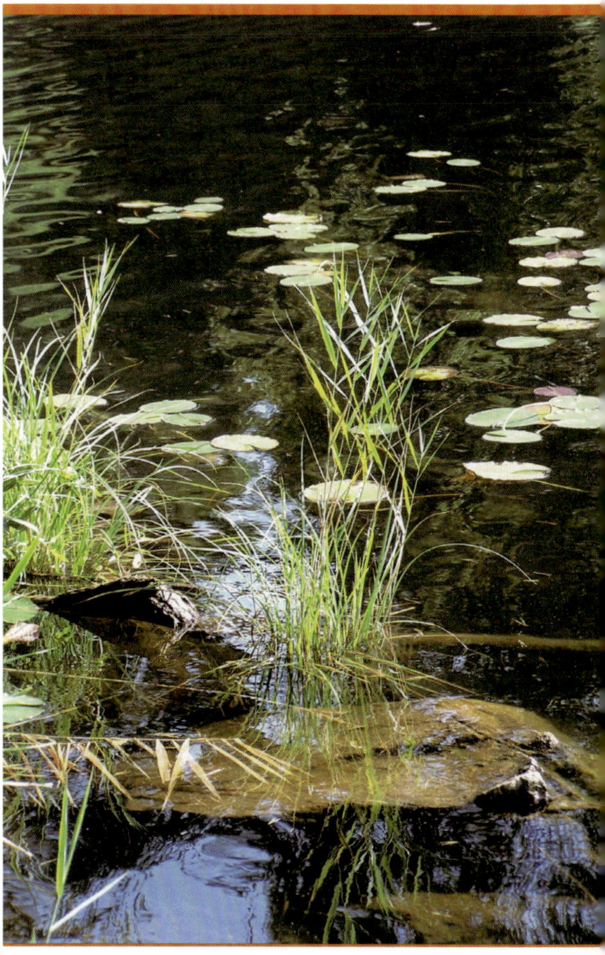

ersten zehn Tage sollten Sie das Vollprogramm üben, das etwa 40 Minuten dauert. Wenn Sie keine feste Übungszeit haben, werden die Umstände Sie wahrscheinlich dazu verführen, die Übungen ausfallen zu lassen.

Wenige Vorbereitungen, aber regelmäßiges Üben

Das sind schon die Vorbereitungen. Ansonsten ist nur eines wichtig: dass Sie regelmäßig üben, möglichst jeden Tag, und dass Sie ein kleines bisschen Geduld haben. Dann wird es nicht mehr lange dauern, bis Sie sich perfekt entspannen können.

Drei kleine Vorübungen

(CD Übung 1)

Diese folgenden drei kurzen Übungen erleichtern Ihnen den Einstieg.

Übung 1

Atmen Sie dreimal tief aus und ein. Achten Sie dabei insbesondere auf eine tiefe Ausatmung. Am besten ist es, wenn das Ausatmen doppelt so lang dauert wie das Einatmen.
Durch die Nase einatmen – 1 – 2 – 3 – 4 – durch den Mund (durch die zusammengepressten Lippen) ausatmen – 5 – 6 – 7 – 8.

Übung 2

Schütteln Sie Ihre Arme aus. Lassen Sie die Arme seitlich hängen. Schütteln Sie zuerst die Handgelenke und lassen Sie die Bewegung allmählich auf den ganzen Arm übergreifen. Versuchen Sie nicht, den Körper still zu halten. Lassen Sie ihn von dem Schütteln der Arme mitbewegen. Schütteln Sie sich zehn Sekunden lang.

Übung 3

1 Strecken Sie sich. Heben Sie die Arme über den Kopf und drehen Sie die Handflächen nach oben. Legen Sie den Kopf in den Nacken und machen Sie sich so lang wie möglich. Stellen Sie sich vor, dass Sie ein Kissen gegen die Zimmerdecke drücken. Dann lassen Sie die Arme einfach fallen. Wiederholen Sie die Übung dreimal.
Und dann beginnt die Entspannung.

1

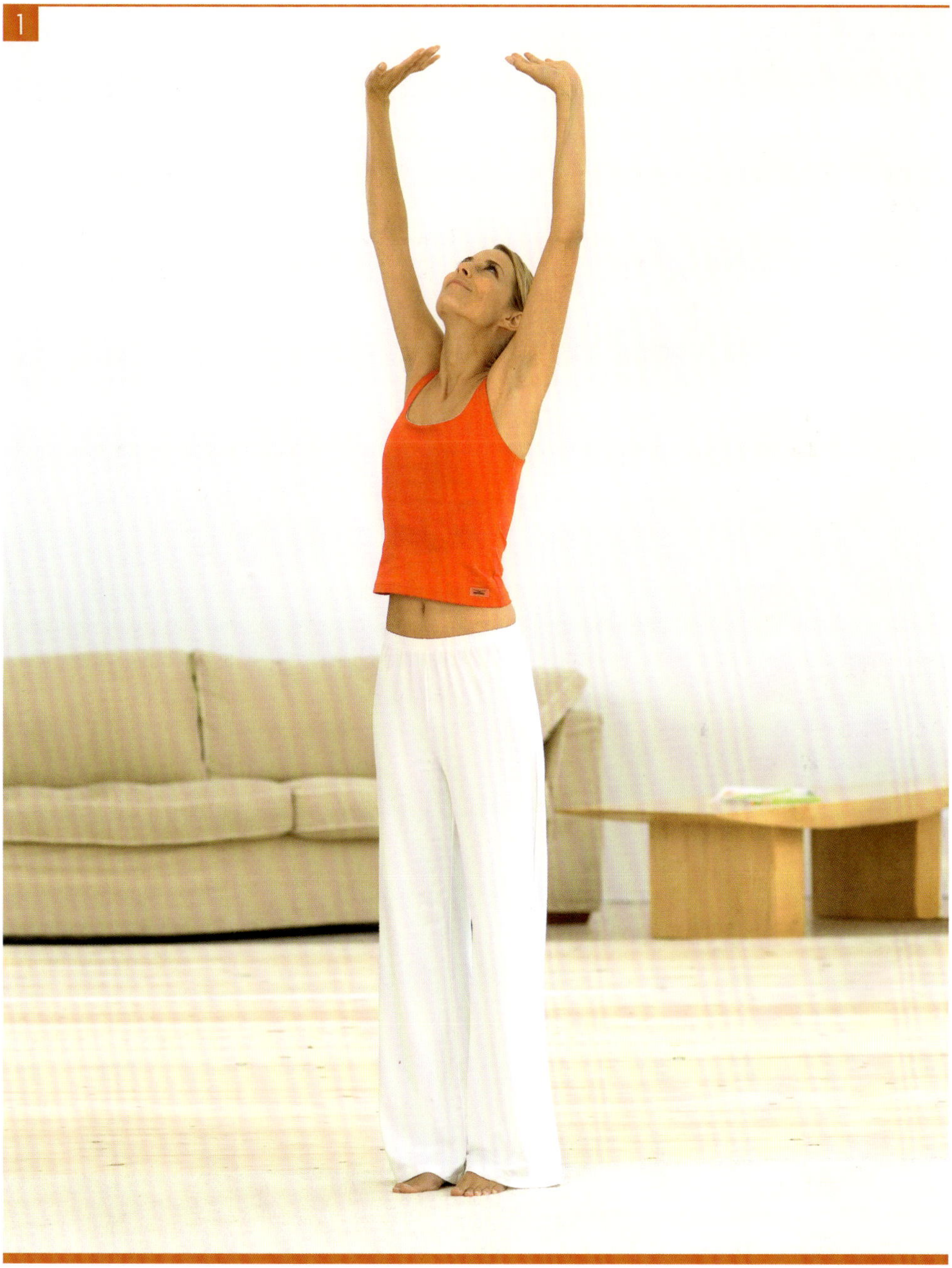

Die PMR-Vollentspannung (CD Übung 2)

Bei der PMR-Vollentspannung werden Sie nach und nach erst alle Muskelgruppen anspannen und dann entspannen. Insgesamt sind es 16 Schritte: rechte Hand und rechter Unterarm, rechter Oberarm, linke Hand und linker Unterarm, linker Oberarm, Stirn, Nase und Wangen, Lippen und Unterkiefer, Nacken und Hals, Brust, Schultern und oberer Rücken, Bauch, rechter Oberschenkel, rechter Unterschenkel, rechter Fuß, linker Oberschenkel, linker Unterschenkel, linker Fuß.

Zum Abschluss der PMR-Vollentspannung werden Sie dann noch den Körper als Ganzes entspannen, das heißt, alle Muskeln werden gleichzeitig angespannt.

Üben mit Buch und CD

Wenn Sie die CD verwenden, folgen Sie einfach der Anleitung. Es ist jedoch gut, wenn Sie sich vorher damit vertraut machen, wie die einzelnen Muskeln angespannt werden. Falls Sie nur mit dem Buch üben, lassen Sie sich bitte Zeit, nach und nach den Ablauf einzuüben. Sie müssen sich nicht beeilen – ganz im Gegenteil: Je mehr Zeit Sie sich lassen, desto besser werden Sie sich entspannen können.
Üben Sie die Vollentspannung an mindestens zehn aufeinanderfolgenden Tagen. Es macht nichts, wenn Sie etwas mehr Zeit benötigen. Wichtig ist, dass Sie das Gefühl bekommen, wirklich eine vollkommene Entspannung erreichen zu können, bevor Sie zu den wesentlich kürzeren Stufenprogrammen übergehen.

Rechte Hand, rechter Arm

1 Konzentrieren Sie sich auf Ihre rechte Hand und den rechten Unterarm. Ballen Sie Ihre rechte Hand zur Faust. Spannen Sie die Muskeln von Hand und Unterarm an, halten Sie die Spannung:

1 – 2 – 3 – weiteratmen! – 5 – 6 – 7. Jetzt loslassen! Spüren Sie nach, wie die Muskeln der Hand und des Unterarmes locker werden. Beobachten Sie das etwa eine Minute lang und nehmen Sie den Vorgang der Entspannung wahr.

Konzentrieren Sie sich nochmals auf Ihre rechte Hand und den rechten Unterarm. Spreizen Sie die Finger der rechten Hand und spannen Sie die Muskulatur an. Halten Sie die Spannung, lassen Sie dann mit einem Mal los und spüren Sie etwa eine Minute lang der Entspannung nach.

Konzentrieren Sie sich auf Ihren rechten Oberarm. Strecken Sie den rechten Arm. Halten Sie die Spannung, lassen Sie dann mit einem Mal los und spüren Sie etwa eine Minute lang der Entspannung nach.

Konzentrieren Sie sich wieder auf Ihren rechten Oberarm. Beugen Sie den rechten Arm, als wollten Sie mit der Hand die Schulter berühren. Sie können die Hand auch zur Faust ballen. Spannen Sie die Muskulatur des Armes an. Lassen Sie dann mit einem Mal los und spüren Sie der Entspannung nach.
Drücken Sie nicht mit den Fingernägeln in Ihre Handflächen, sondern mit den Fingerkuppen. Stellen Sie sich vor, Sie würden einen kleinen Gummiball zusammendrücken.
Beim Fingerspreizen achten Sie vor allem darauf, Daumen und kleinen Finger möglichst weit auseinanderzubringen.

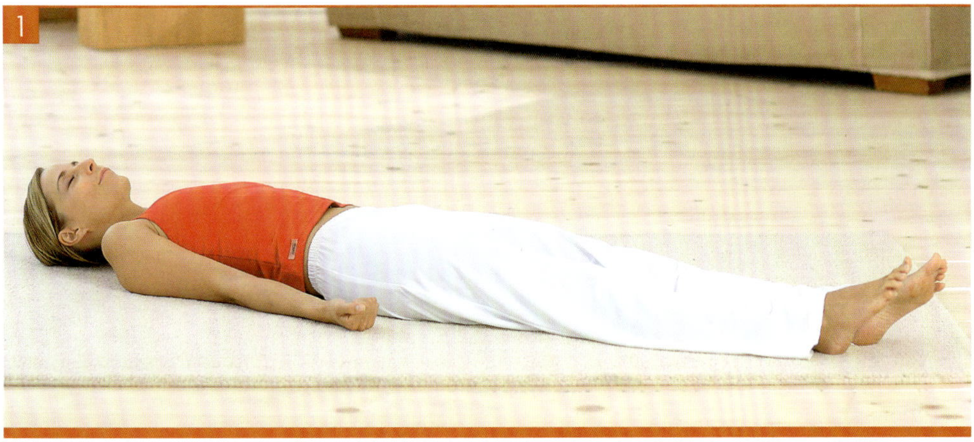

Linke Hand, linker Arm

Konzentrieren Sie sich auf Ihre linke Hand und den linken Unterarm. Spannen Sie die Muskeln von Hand und Unterarm an und ballen Sie Ihre linke Hand zur Faust. Halten Sie die Spannung. Lassen Sie dann mit einem Mal los und spüren Sie etwa eine Minute lang der Entspannung nach.

1 Konzentrieren Sie sich nochmals auf Ihre linke Hand und den linken Unterarm. Spreizen Sie die Finger der linken Hand und spannen Sie die Muskeln an. Halten Sie die Spannung, lassen Sie dann mit einem Mal los und spüren Sie etwa eine Minute lang der Entspannung nach.

2 Konzentrieren Sie sich auf Ihren linken Oberarm. Strecken Sie den linken Arm und spannen Sie die Muskeln an. Halten Sie die Spannung, lassen Sie dann mit einem Mal los und spüren Sie etwa eine Minute lang der Entspannung nach.

3 Konzentrieren Sie sich wieder auf Ihren linken Oberarm. Beugen Sie den linken Arm, als wollten Sie mit der Hand die Schulter berühren. Sie können die Hand auch zur Faust ballen.

Spannen Sie die Muskulatur an. Lassen Sie dann mit einem Mal los und spüren Sie der Entspannung nach.

Beim Armstrecken werden die Muskeln der Rückseite des Oberarmes angespannt. Machen Sie Ihren Arm so lang wie möglich, ohne dabei die Schultern nach unten zu ziehen.

Achten Sie darauf, den Arm nicht zu überdehnen. Es darf selbstverständlich nicht im Ellbogengelenk schmerzen!

Stellen Sie sich beim Beugen des Armes vor, Sie würden einen Gummiball gegen Ihre Schulter drücken.

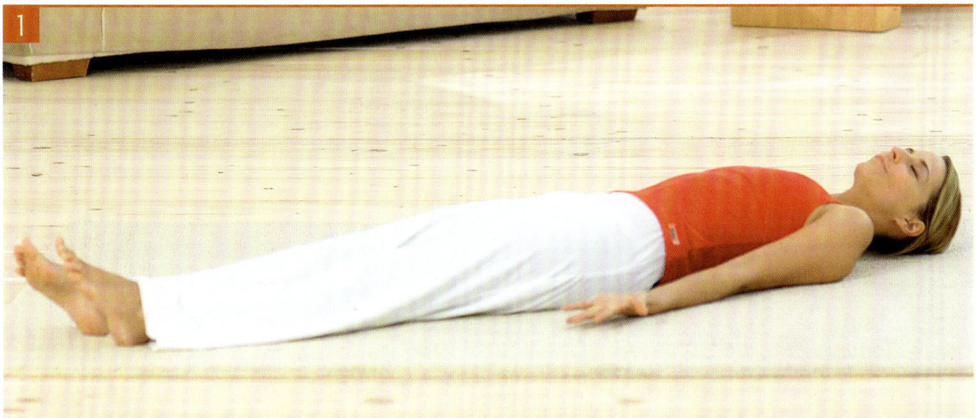
1

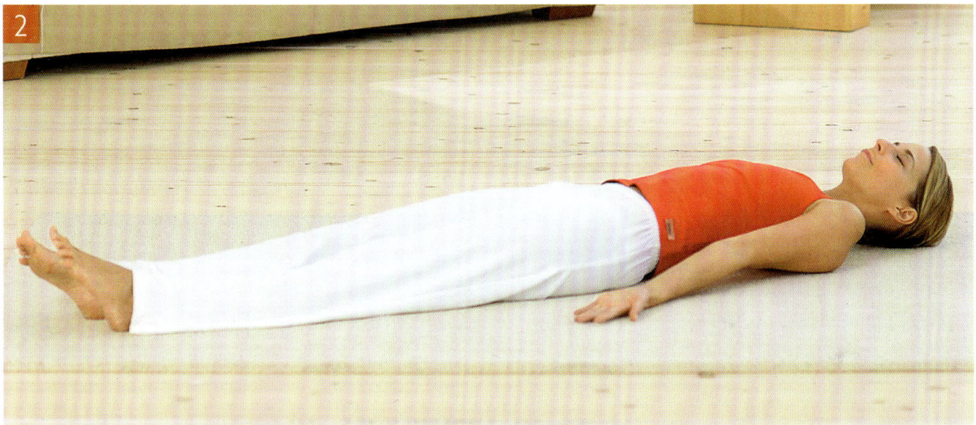
2

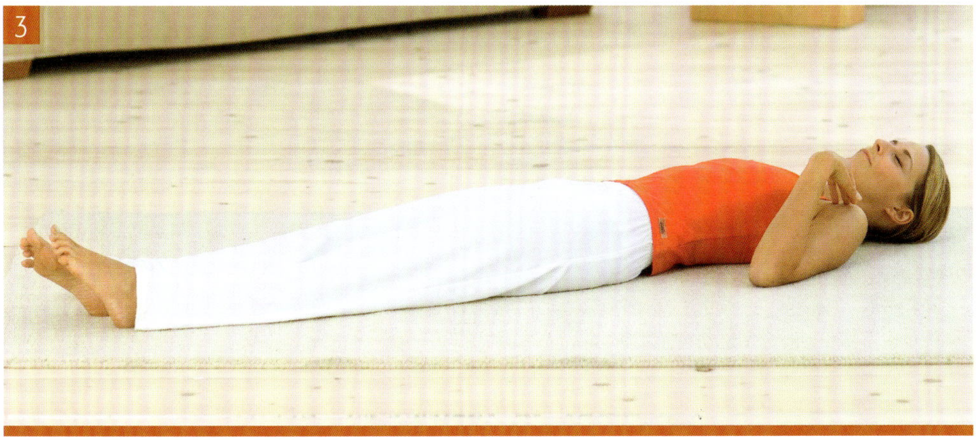
3

Gesicht – Stirn

1 Konzentrieren Sie sich auf Ihre Stirn. Ziehen Sie die Augenbrauen zusammen. Halten Sie die Spannung sieben Sekunden, aber atmen Sie dabei ruhig weiter. Lassen Sie dann mit einem Mal los und spüren Sie etwa eine Minute lang der Entspannung nach.

2 Konzentrieren Sie sich noch einmal auf Ihre Stirn. Ziehen Sie nun die Augenbrauen nach oben. Halten Sie die Spannung, lassen Sie dann mit einem Mal los und spüren Sie etwa eine Minute lang der Entspannung nach.

Allein im Gesicht arbeiten 26 verschiedene Muskeln.

Die Muskeln der Stirn spannen Sie an, indem Sie die Augenbrauen zusammenziehen, sodass »Zornesfalten« über der Nasenwurzel entstehen. Stellen Sie sich vor, Sie wollten einen Gegenstand schärfer ins Auge fassen und kneifen dazu die Augen etwas zusammen.

Haben Sie keine Angst davor, dass Sie durch die Übung Falten bekommen. Das Gegenteil ist der Fall, die Muskeln werden entspannt!

Eine andere Gruppe von Muskeln spannen Sie an, wenn Sie die Stirn runzeln, indem Sie die Augenbrauen nach oben ziehen. Wenn Ihnen das schwer fällt, öffnen Sie weit die Augen und blicken ein wenig nach oben. Dann wirft die Stirn ganz von selbst Falten.

Auch mit dieser Übung wirken Sie Falten entgegen. Außerdem hilft sie oft bei Kopfschmerzen, die durch Verspannung dieser Muskeln entstehen.

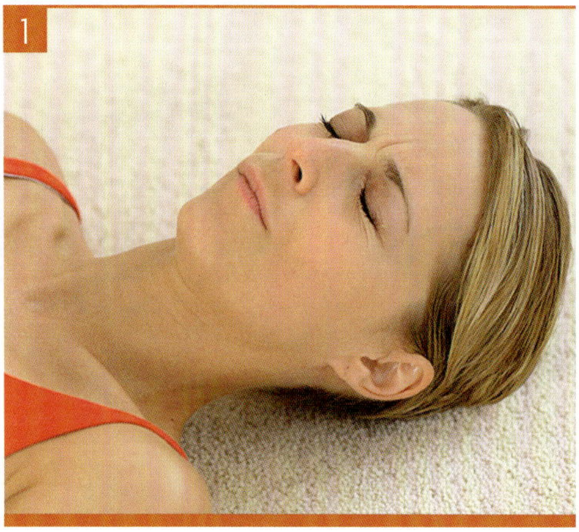

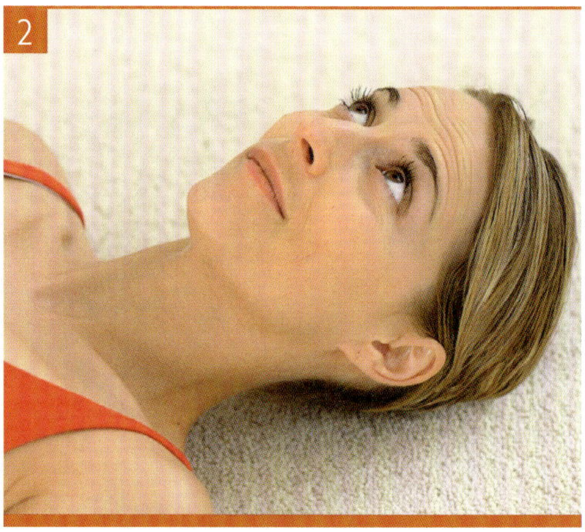

Gesicht – Nase und Wangen

1 Konzentrieren Sie sich auf den mittleren Bereich Ihres Gesichts, auf die Nase, die Wangen und Augen. Kneifen Sie die Augen zusammen und rümpfen Sie die Nase. Halten Sie die Spannung. Lassen Sie dann mit einem Mal los und spüren Sie etwa eine Minute lang der Entspannung nach.

2 Konzentrieren Sie sich wieder auf den mittleren Gesichtsbereich. Kneifen Sie die Augen zusammen und ziehen Sie die Mundwinkel so weit es geht, nach oben. Halten Sie die Spannung. Lassen Sie dann mit einem Mal los und spüren Sie etwa eine Minute lang der Entspannung nach.

Die mittleren Gesichtsmuskeln sind für die Mimik und damit auch für einen entspannten und gelassenen Gesichtsausdruck besonders wichtig. Wenn Sie die Augen fest schließen, heben sich die Wangenmuskeln. Durch das Rümpfen der Nase verstärken Sie die Spannung. Dabei hilft die Vorstellung, dass Sie versuchen bei geschlossenem Mund mit der Oberlippe die Nase zu berühren.

Machen Sie sich keine Sorgen, dass das Ganze ziemlich albern aussieht – wenn die mittlere Gesichtsmuskulatur entspannt ist, werden Sie umso gelassener und entspannter wirken. Die Übung ist ein wirksames Anti-Falten-Training.

Beim Heben der Mundwinkel aktivieren Sie etwas andere Muskeln als bei der vorigen Übung. Es sollte so aussehen, als würden Sie in eine Zitrone beißen und dabei ganz breit grinsen. Stellen Sie sich vor, Sie müssten mit den Mundwinkeln die Ohren erreichen.

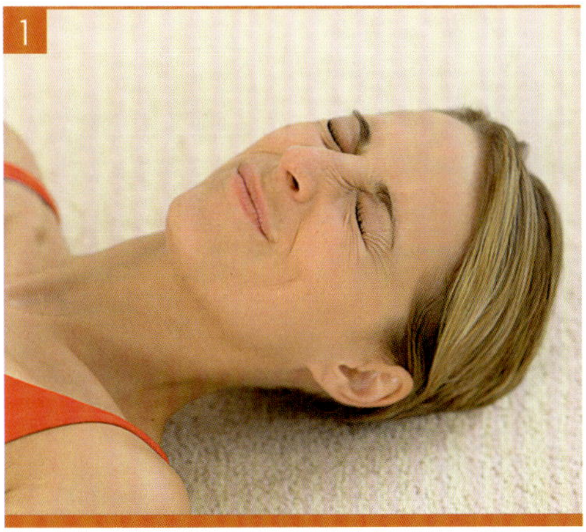

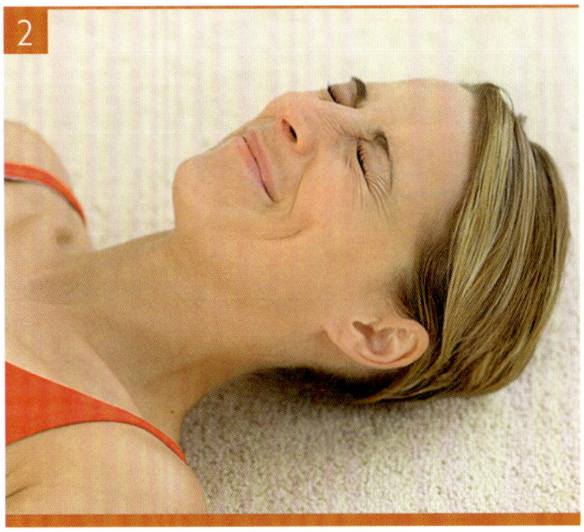

Gesicht – Mund und Kiefer

1 Konzentrieren Sie sich auf den unteren Bereich Ihres Gesichts, auf den Mund und die Lippen. Pressen Sie die Lippen fest aufeinander und versuchen Sie, dabei einen Kussmund zu machen. Halten Sie die Spannung sieben Sekunden lang und lassen Sie dann mit einem Mal los. Spüren Sie eine Minute lang der Entspannung nach.

2 Konzentrieren Sie sich auf den Mund und auf das Kiefergelenk. Strecken Sie die Zunge weit heraus und reißen Sie den Mund auf. Atmen Sie dabei durch die Nase. Halten Sie die Spannung, lassen Sie dann mit einem Mal los und spüren Sie etwa eine Minute lang der Entspannung nach.

Stress zeigt sich sehr häufig in einer verspannten Kiefermuskulatur, man bekommt einen »verbissenen« Gesichtsausdruck. Bei dieser Übung beißen Sie bitte nicht die Zähne aufeinander, sondern pressen nur die Lippen fest gegeneinander, so als wollten Sie einen Bonbon mit den Lippen zerdrücken.

Die Übung sorgt dafür, dass die Lippen gut durchblutet werden. Sie gewinnen dadurch an Farbe und Fülle.

Ein verspanntes Kiefergelenk muss vor dem Entspannen erst einmal gelockert werden. Das gelingt gut, wenn Sie die Zunge weit herausstrecken und versuchen, mit der Zungenspitze das Kinn zu berühren.

In Tibet ist das Herausstrecken der Zunge nicht unhöflich, sondern eine freundliche Begrüßung. Auch im Yoga gibt es eine entspannende Atemübung, die beinahe wie diese Übung aussieht.

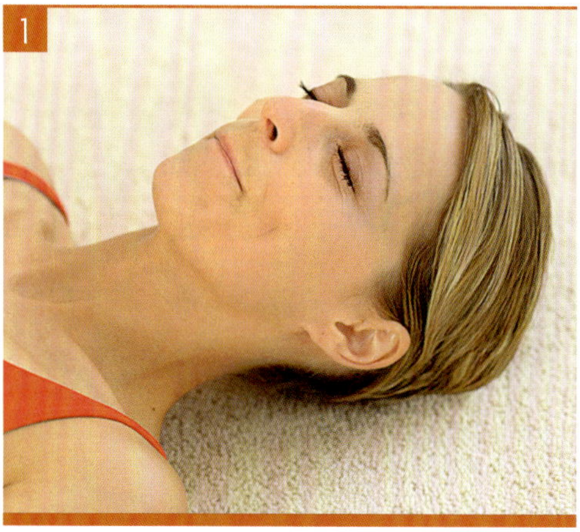

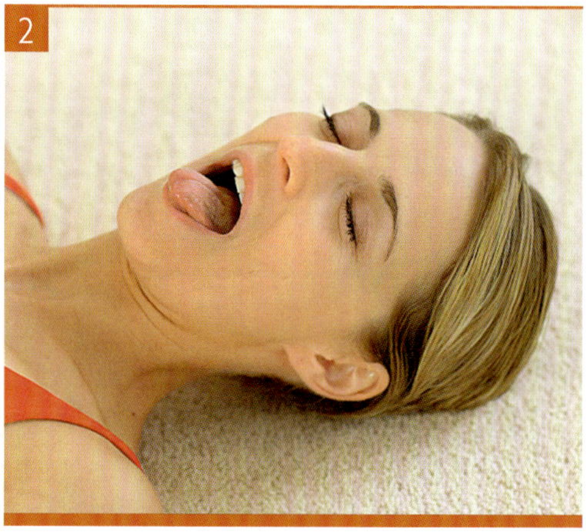

Nacken und Hals

1 Konzentrieren Sie sich auf Ihren Hals und Ihren Nacken.

Heben Sie den Kopf ein winziges Stück vom Boden ab und spannen Sie die Hals- und Nackenmuskulatur an.

Halten Sie die Spannung sieben Sekunden, lassen Sie dann mit einem Mal los und spüren Sie etwa eine Minute lang der Entspannung nach.

2 Sie konzentrieren sich nun wieder auf Ihren Hals und Ihren Nacken. Drücken Sie den Kopf leicht gegen den Boden und spannen Sie die Hals- und Nackenmuskulatur an.

Halten Sie die Spannung etwa sieben Sekunden lang. Lassen Sie dann mit einem Mal los und spüren Sie etwa eine Minute lang der Entspannung nach.

Um die Nackenmuskeln anzuspannen, stellen Sie sich vor, dass Sie Ihren Kopf noch weiter heben wollen, dabei jedoch gegen ein Hindernis drücken, das das Kopfheben verhindert.

Werden die Nackenmuskeln fest angespannt, können sie zu zittern beginnen. Lassen Sie sich davon nicht beunruhigen. Das ist völlig normal.

Wenn Sie den Kopf leicht gegen den Boden pressen, werden Ihre Nackenmuskeln angespannt. Um die vorderen Muskeln zu aktivieren, drücken Sie gleichzeitig das Kinn in Richtung Brust.

1
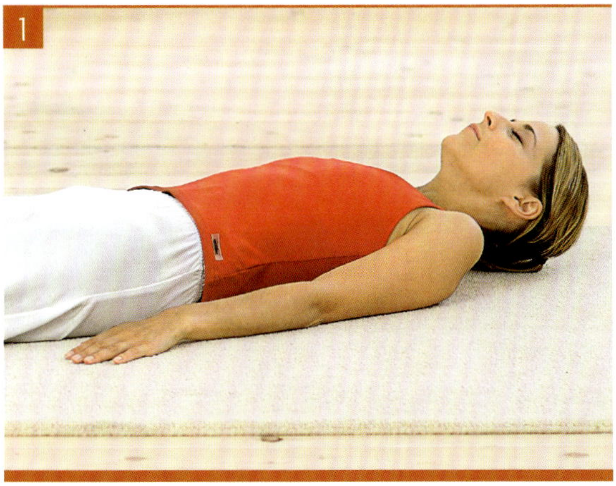

2
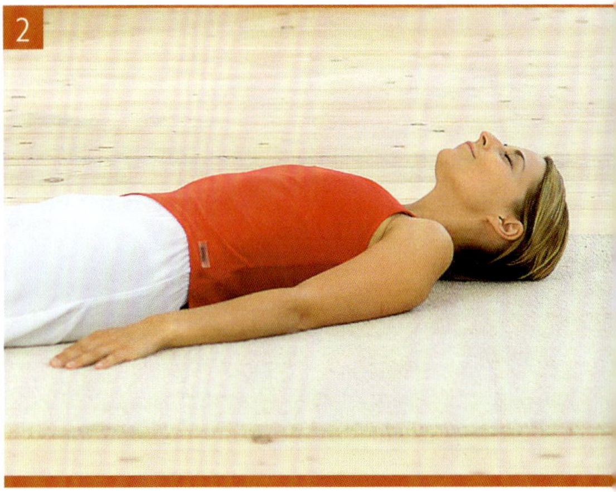

Brust, Schultern, oberer Rücken

1 Konzentrieren Sie sich auf die Brust und den Schultergürtel. Heben Sie die Schultern vom Boden ab und ziehen Sie sie etwas nach oben. Spannen Sie dabei die Schulter- und Brustmuskulatur an.

Halten Sie die Spannung sieben Sekunden, lassen Sie dann mit einem Mal los und spüren Sie etwa eine Minute lang der Entspannung nach.

2 Konzentrieren Sie sich wieder auf den Schultergürtel und den oberen Rücken. Ziehen Sie die Schultern ein wenig nach unten und nach hinten, sodass die Schulter- und oberen Rückenmuskeln angespannt sind.

Halten Sie die Spannung sieben Sekunden, lassen Sie dann mit einem Mal los und spüren Sie etwa eine Minute lang der Entspannung nach.

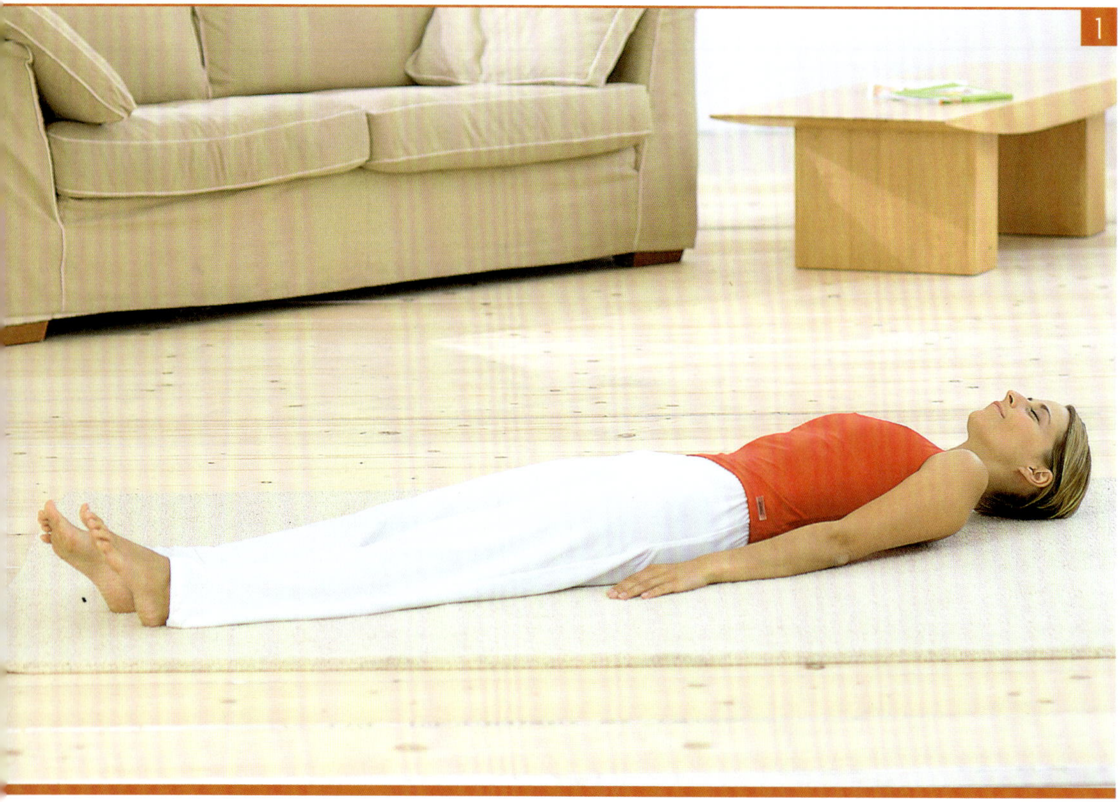

Sie spannen die Brustmuskulatur an, indem Sie die Schultern heben und nach innen ziehen, so als wollten Sie die Schultern über der Brust zusammenführen. Stellen Sie sich gleichzeitig vor, dass Ihre Schultern zu Boden gedrückt werden. Dadurch aktivieren Sie die Rückenmuskeln.

Eine etwas andere Art der Anspannung und Entspannung entsteht, wenn Sie die Rückenmuskulatur anspannen, indem Sie die Schultern gegen den Boden drücken und die Schulterblätter zur Rückenmitte ziehen. Dabei hebt sich der obere Rücken ein wenig vom Boden ab.

Den Schultergürtel zu entspannen, ist besonders wichtig, da bei Stress oft die Schultern nach oben gezogen werden und der Nacken verspannt. Wenn Sie gelernt haben den Schultergürtel zu entspannen, werden Sie Stress schon viel besser ertragen.

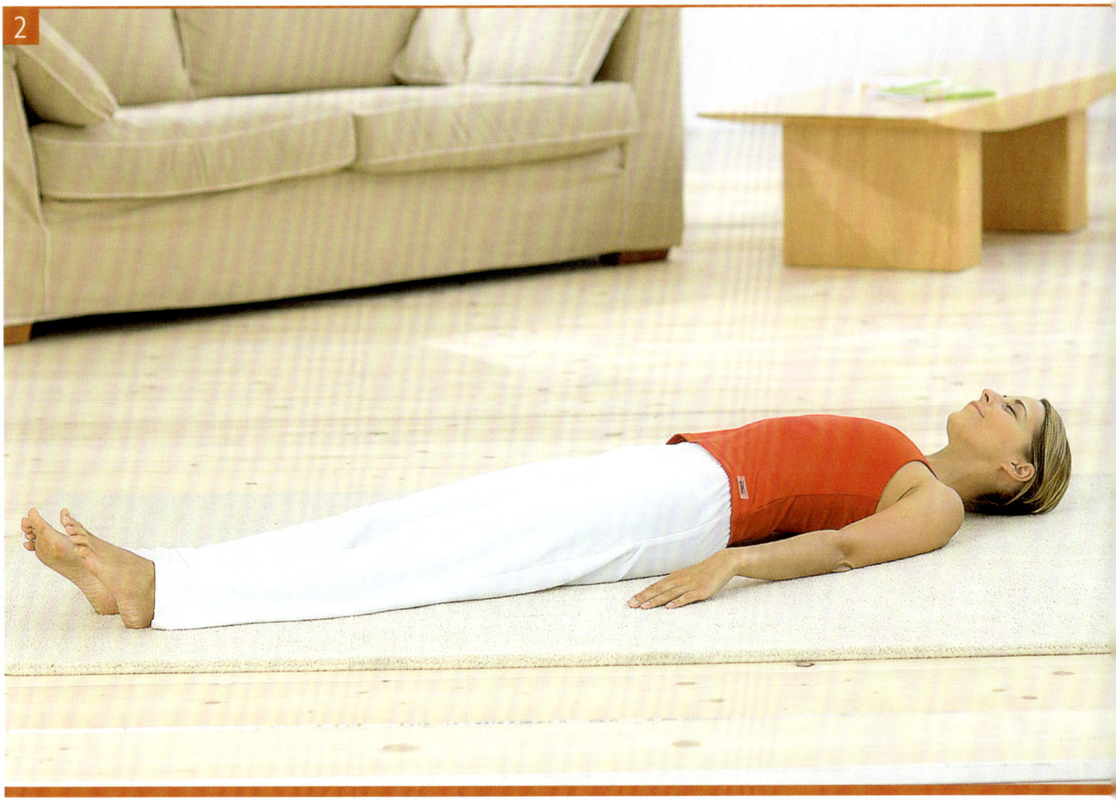

Bauch

1 Konzentrieren Sie sich auf Ihren Bauch. Ziehen Sie den Bauch ein und spannen Sie dadurch die Bauchmuskeln an – aber atmen Sie dabei ruhig weiter. Halten Sie die Spannung sieben Sekunden. Dann lassen Sie mit einem Mal die Spannung los und spüren eine Minute lang der Entspannung nach.

2 Konzentrieren Sie sich wieder auf den Bauch. Drücken Sie diesmal den Bauch heraus, ohne dass der Rücken sich dabei vom Boden hebt. Sie spannen die Bauchmuskeln an und atmen dennoch ruhig weiter. Halten Sie die Spannung. Dann lassen Sie mit einem Mal die Spannung los und spüren der Entspannung nach.
Das Einziehen des Bauches sollte nicht durch das Atmen zustande kommen, sondern durch die Bauchmuskeln. Stellen Sie sich vor, dass ein Gummiband an Ihrer Wirbelsäule befestigt ist und den Bauchnabel nach innen zieht.

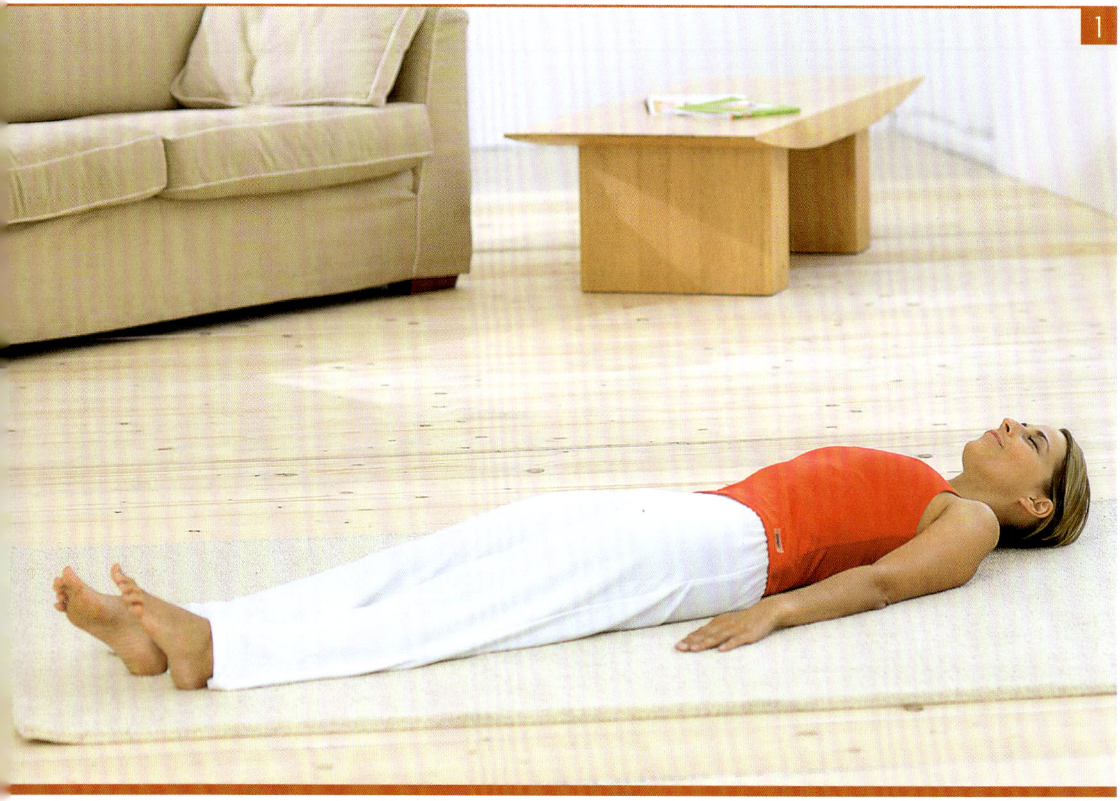
1

Auch das Herausdrücken des Bauches erfolgt nicht durch das Atmen, sondern durch die Bauchmuskeln. Sie können sich zum Beispiel vorstellen, dass Sie ein Gewicht anheben, das auf Ihrem Bauch liegt.

In den östlichen Kulturen wird der Bauch als das wichtigste Energiezentrum des Menschen angesehen. Deshalb wird beispielsweise im Zen, im Yoga, aber auch in den chinesischen Kampfkünsten besonderer Wert auf die Entwicklung der Körpermitte gelegt.

Aber abgesehen von der östlichen Philosophie befindet sich dort auch eine anatomische Besonderheit: der Solarplexus, ein großes Nervengeflecht. Ist der Bauch entspannt, kehrt Gelassenheit ein.

2

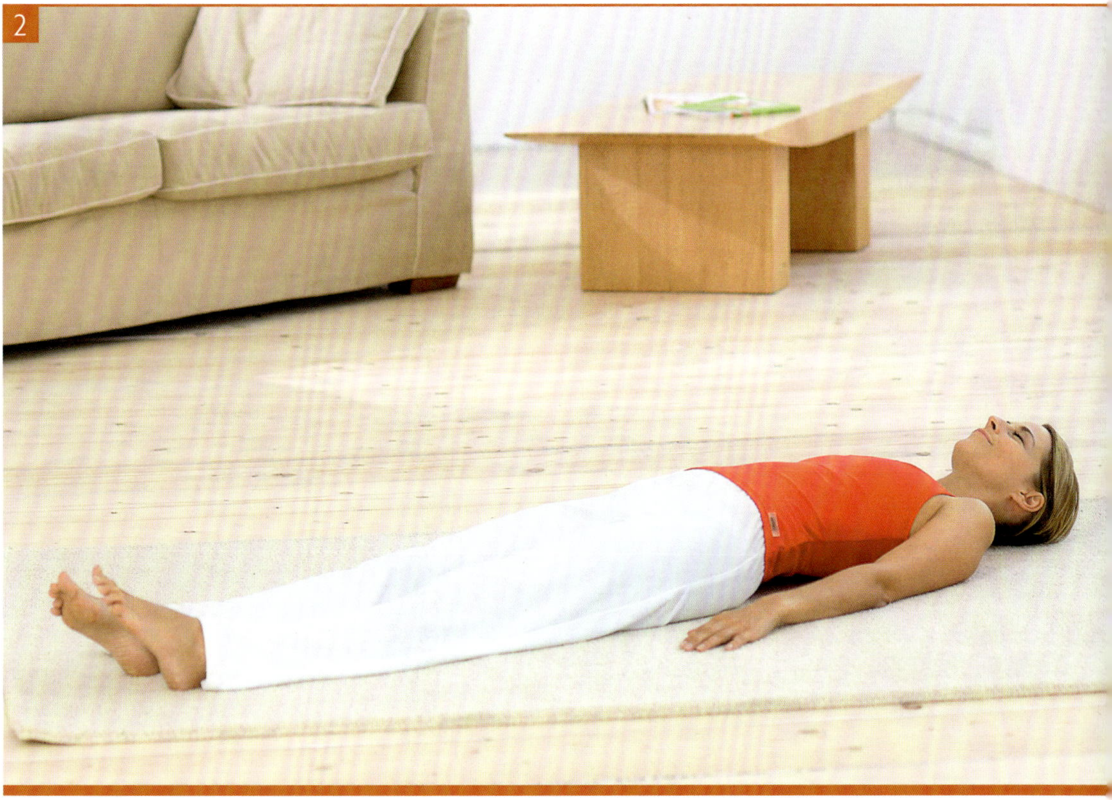

Rechtes Bein, rechter Fuß

1 Konzentrieren Sie sich auf Ihren rechten Oberschenkel.
Drücken Sie mit der rechten Ferse leicht gegen den Boden und spannen Sie dadurch die Muskeln des Oberschenkels an. Halten Sie die Spannung und atmen Sie ruhig weiter. Lassen Sie dann mit einem Mal die Spannung los und spüren Sie eine Minute lang der Entspannung nach. Wiederholen Sie die Übung.

2 Konzentrieren Sie sich nun auf Ihren rechten Unterschenkel und die Wade. Spannen Sie die Muskeln neben dem Schienbein an, indem Sie die Zehen zu sich hin ziehen. Halten Sie die Spannung sieben Sekunden. Atmen Sie ruhig weiter und lassen Sie dann mit einem Mal die Spannung los. Spüren Sie eine Minute lang der Entspannung nach und wiederholen Sie dann die Übung.

3 Konzentrieren Sie sich auf Ihren rechten Fuß. Strecken Sie den Fuß und greifen Sie mit den Zehen. Halten Sie die Spannung fünf Sekunden lang. Dann lassen Sie mit einem Mal die Spannung los und spüren eine Minute lang der Entspannung nach. Wiederholen Sie die Übung.
Wenn Sie die Ferse gegen den Boden drücken, wird der hintere Oberschenkelmuskel angespannt. Es sollte sich jedoch nur die Kniekehle ganz leicht vom Boden heben. Sie winkeln das Bein nicht wirklich an. Dadurch erzeugen Sie die Gegenspannung, die die Vorderseite des Oberschenkels anspannt.
Verspannungen in den Beinen sind schwierig wahrzunehmen.

Es ist wichtig, diese Verspannungen zu lösen, da die Haltung und Bewegung der Beine unsere gesamte Statik beeinflussen.

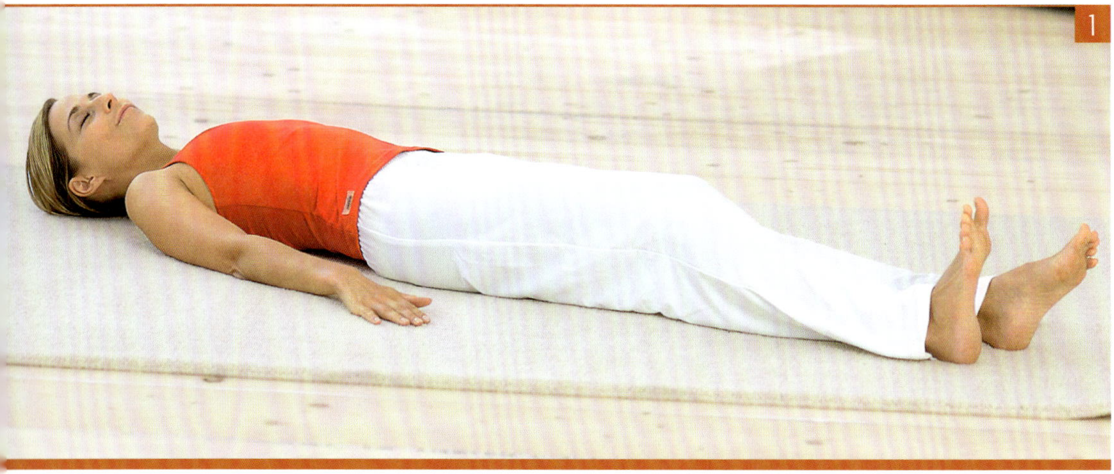
1

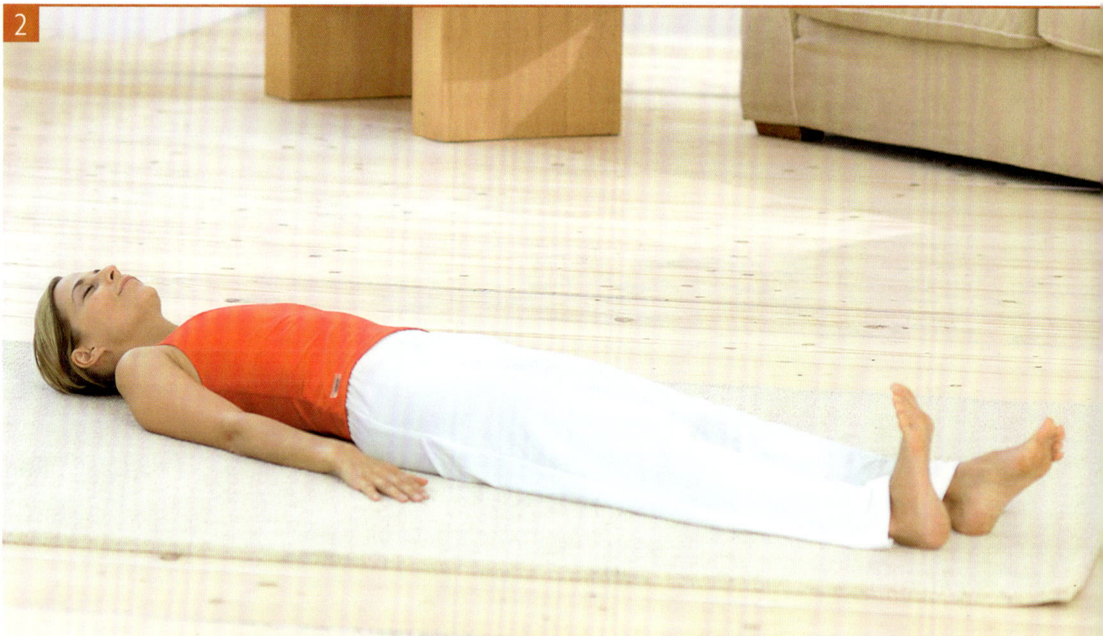
2

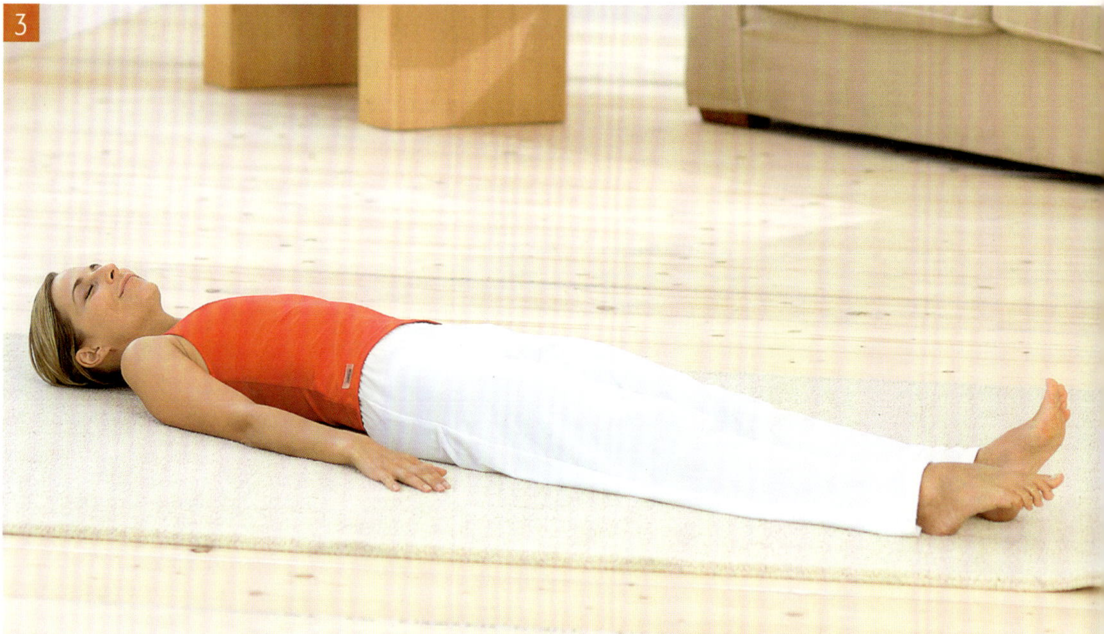
3

Linkes Bein, linker Fuß

1 Konzentrieren Sie sich auf Ihren linken Oberschenkel. Drücken Sie mit der linken Ferse leicht gegen den Boden und spannen Sie dadurch die Muskeln des Oberschenkels an. Halten Sie die Spannung und atmen Sie ruhig weiter. Lassen Sie dann mit einem Mal die Spannung los und spüren Sie eine Minute lang der Entspannung nach. Wiederholen Sie die Übung.

2 Konzentrieren Sie sich nun auf Ihren linken Unterschenkel und die Wade. Spannen Sie die Muskeln neben dem Schienbein an, indem Sie die Zehen zu sich hin ziehen. Halten Sie die Spannung sieben Sekunden. Atmen Sie ruhig weiter und lassen Sie dann mit einem Mal die Spannung los. Spüren Sie eine Minute lang der Entspannung nach und wiederholen Sie dann die Übung.

3 Konzentrieren Sie sich auf Ihren linken Fuß. Strecken Sie den Fuß und greifen Sie mit den Zehen. Halten Sie die Spannung fünf Sekunden lang. Dann lassen Sie mit einem Mal die Spannung los und spüren eine Minute lang der Entspannung nach. Wiederholen Sie die Übung.

Die Muskulatur der Unterschenkelvorderseite (also am Schienbein) wird aktiviert, wenn Sie die Zehen in Richtung Kopf ziehen. Sie unterstützen die Spannung, indem Sie mit der Ferse nach vorne drücken, als wollten Sie einen schweren Gegenstand wegschieben.

Strecken Sie den Fuß, sodass er mit dem Bein eine Linie bildet. Dann versuchen Sie mit den Zehen den Boden zu berühren. Die Spannung wird hier kürzer gehalten, da die Fußmuskulatur relativ schnell verkrampft.

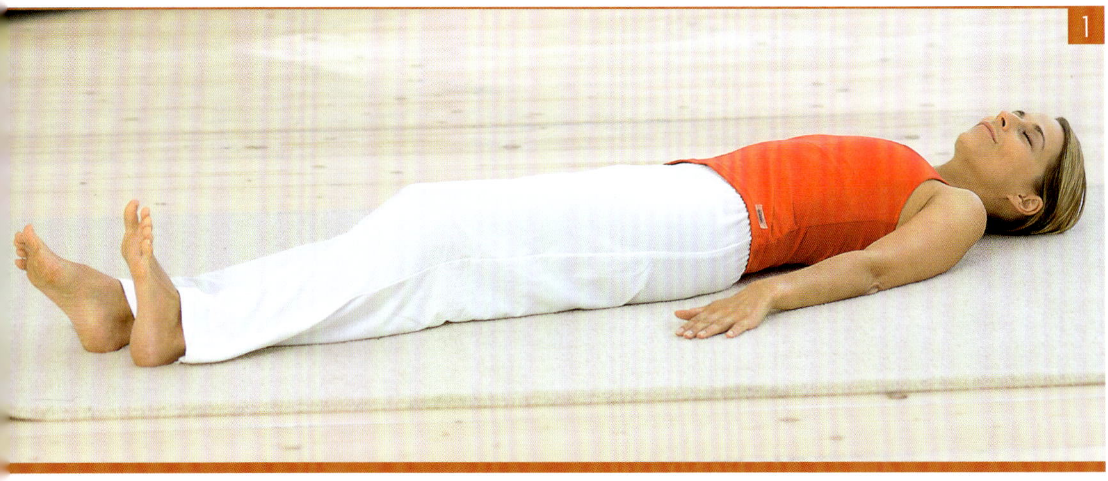
1

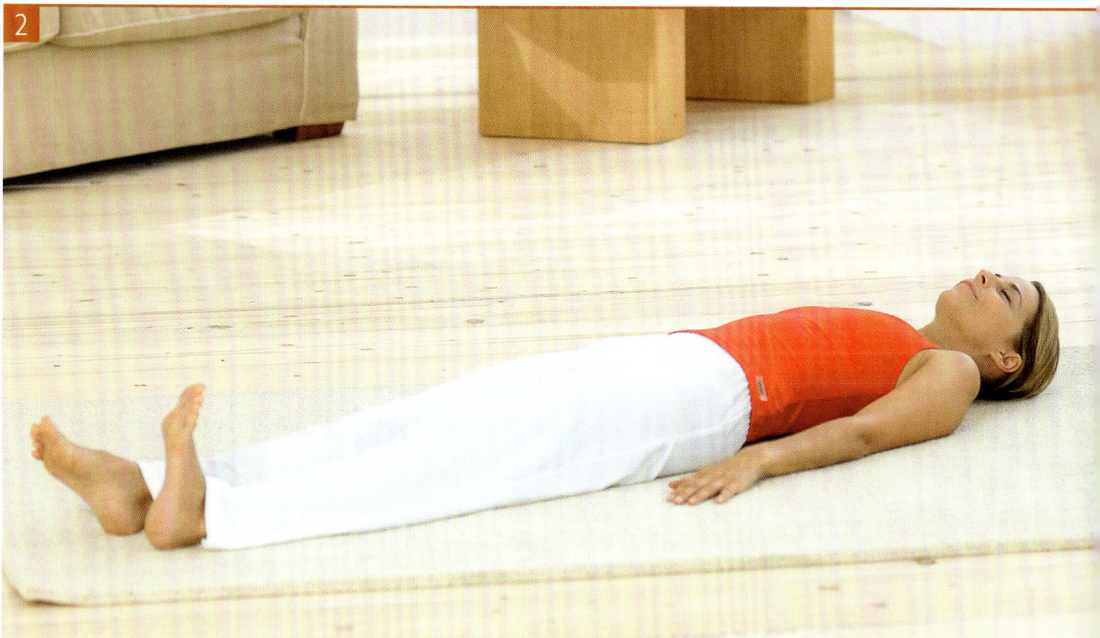
2

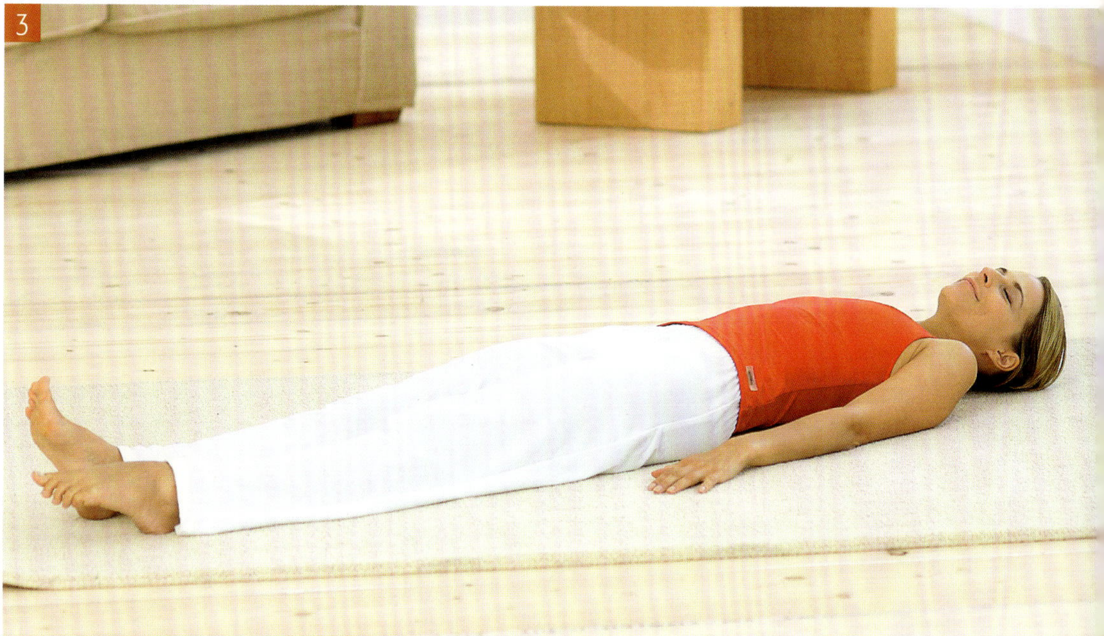
3

Ganzer Körper

Zum Abschluss der PMR-Vollentspannung wollen wir nun alle Muskeln gleichzeitig anspannen:

1 Ballen Sie die Fäuste und winkeln Sie die Arme an.
Machen Sie ein Gesicht, als hätten Sie in eine Zitrone gebissen.
Heben Sie den Kopf ein winziges Stück vom Boden und drücken Sie die Schultern gegen den Boden.

Strecken Sie Füße und Zehen und drücken Sie mit den Fersen gegen den Boden.

Halten Sie die Spannung fünf Sekunden lang.

2 Lassen Sie mit einem Mal die Spannung los und spüren eine Minute lang der Entspannung nach.

Wiederholen Sie dann die Übung. Abschließend bleiben Sie noch eine Weile mit geschlossenen Augen liegen und genießen die Entspannung.

In der Abschlussphase wird der Muskelapparat noch einmal in seiner Gesamtheit aktiviert.

Diese Anspannung erfordert ein gewisses Maß an Konzentration: Einerseits werden alle Muskeln kontrahiert, andererseits ist es wichtig, nicht den Atem anzuhalten. Bitte achten Sie bewusst darauf!

1

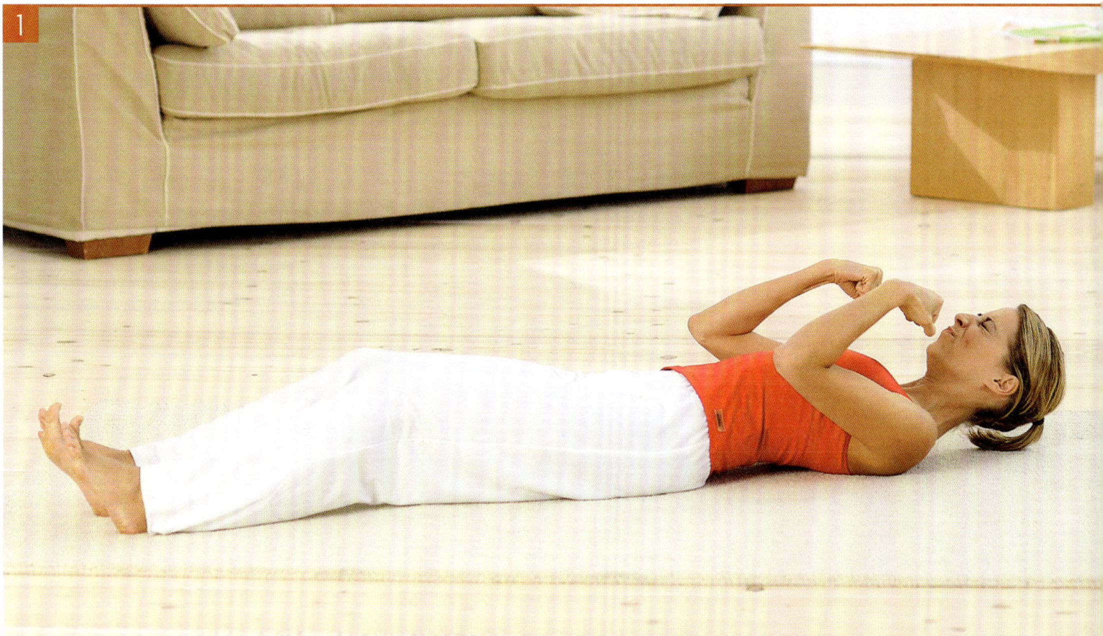

2

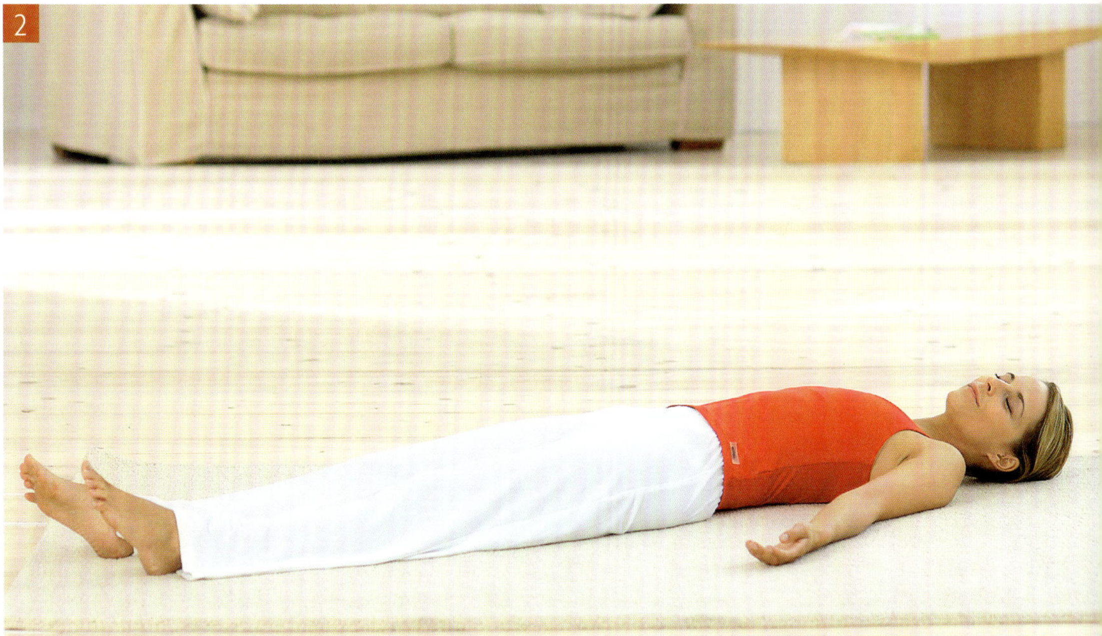

Schneller entspannen: das 7-Stufen-Programm (CD Übung 3)

Beim PMR-Vollprogramm haben Sie nach und nach alle Muskelgruppen angespannt und anschließend entspannt. Es hilft Ihnen Muskelverspannungen abzubauen.
Nachdem Sie darin geübt sind – und das sollte mindestens zehn Übungseinheiten in Anspruch nehmen –, können Sie das Programm abkürzen. Sie müssen nicht mehr jeden einzelnen Muskel anspannen, sondern konzentrieren sich auf bestimmte Muskelgruppen. Der Vorteil ist klar: Sie benötigen viel weniger Zeit, um dieselbe Entspannungstiefe zu erzielen, etwa 15 Minuten reichen aus.

Beim 7-Stufen-Programm spannen Sie nacheinander sieben Muskelgruppen an. Am Ende werden dann gleichzeitig alle Muskelgruppen angespannt. (Da das eine Wiederholung ist, zählt diese Anspannung jedoch nicht als zusätzliche Stufe.)

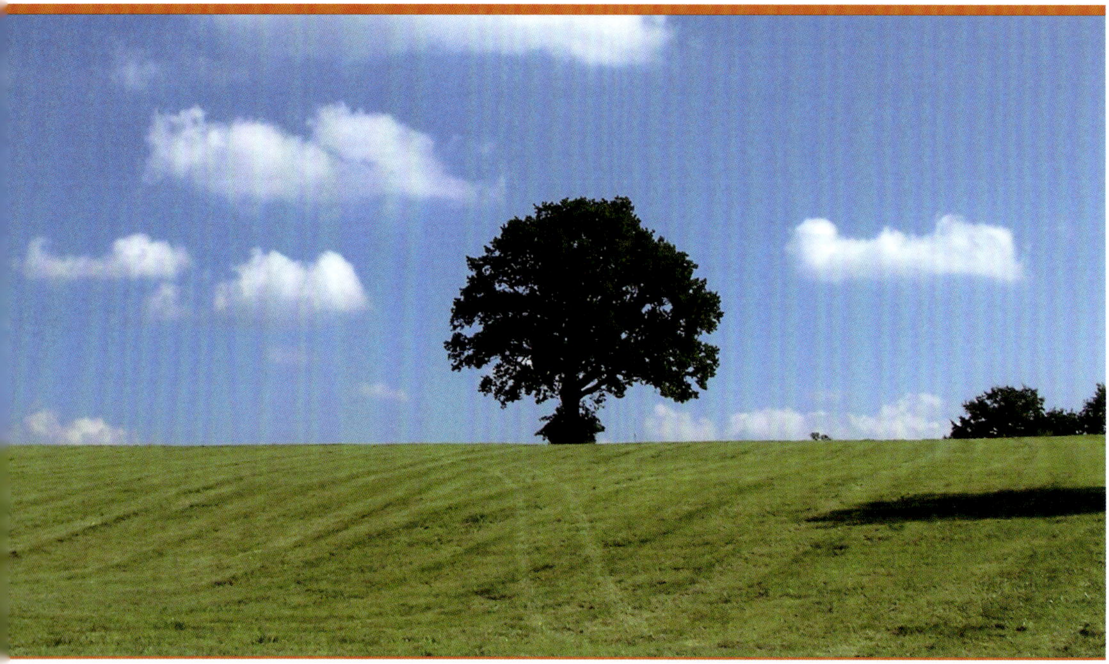

Rechter Arm

Konzentrieren Sie sich auf Ihren rechten Arm. Ballen Sie die rechte Hand zur Faust, beugen Sie den Arm und spannen Sie den Bizeps an.

Halten Sie die Spannung: 1 – 2 – 3 – weiteratmen! – 5 – 6 – 7.
Jetzt loslassen!

Spüren Sie etwa eine halbe Minute lang nach, wie sich die Muskeln entspannen.
Wiederholen Sie die Übung.

Linker Arm

Konzentrieren Sie sich auf Ihren linken Arm.

1 Ballen Sie die linke Hand zur Faust, beugen Sie den Arm und spannen Sie den Bizeps an.
Halten Sie die Spannung: 1 – 2 – 3 – weiteratmen! – 5 – 6 – 7.
Jetzt loslassen!

Spüren Sie etwa eine halbe Minute lang nach, wie sich die Muskeln entspannen.
Wiederholen Sie die Übung.

1

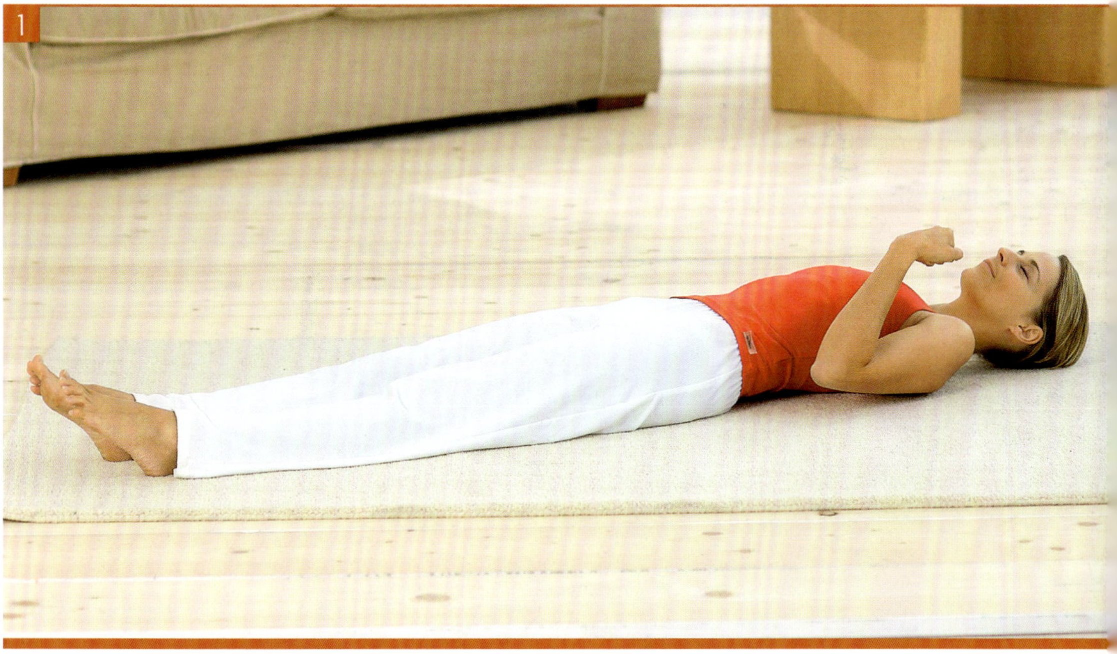

Gesicht

1 Konzentrieren Sie sich auf Ihr Gesicht.

Spannen Sie alle Gesichtsmuskeln an, indem Sie sich vorstellen, Sie würden in eine Zitrone beißen.

Kneifen Sie die Augen fest zusammen, ziehen Sie die Oberlippe zur Nase, ohne dabei den Mund zu öffnen und ziehen Sie die Mundwinkel nach oben.

Halten Sie die Spannung: 1 – 2 – 3 – weiteratmen! – 5 – 6 – 7.

Jetzt loslassen!

Spüren Sie eine halbe Minute lang nach, wie sich die Muskeln entspannen.
Wiederholen Sie die Übung.

Nacken

Konzentrieren Sie sich jetzt auf Ihren Hals und Ihren Nacken.

2 Heben Sie den Kopf ein winziges Stück vom Boden ab und spannen Sie die Hals- und Nackenmuskulatur an. Stellen Sie sich vor, dass Sie Ihren Kopf noch weiter nach oben heben wollen, dabei jedoch gegen ein Hindernis drücken, das Sie daran hindert, den Kopf von der Unterlage zu heben.

Halten Sie die Spannung: 1 – 2 – 3 – weiteratmen! – 5 – 6 – 7.

Jetzt loslassen!

Spüren Sie eine halbe Minute lang nach, wie sich die Muskeln entspannen.
Wiederholen Sie die Übung.

1

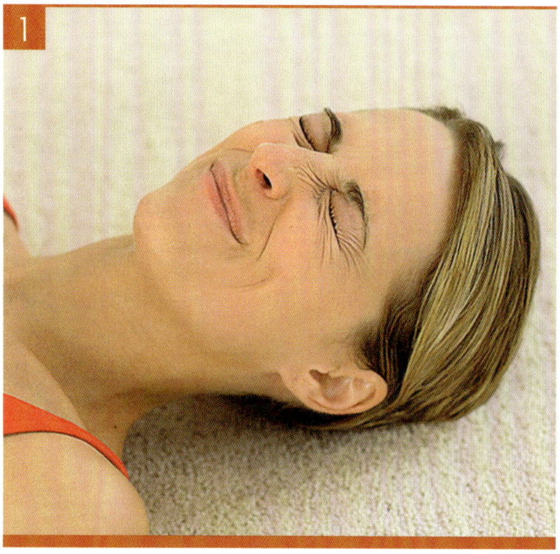

2

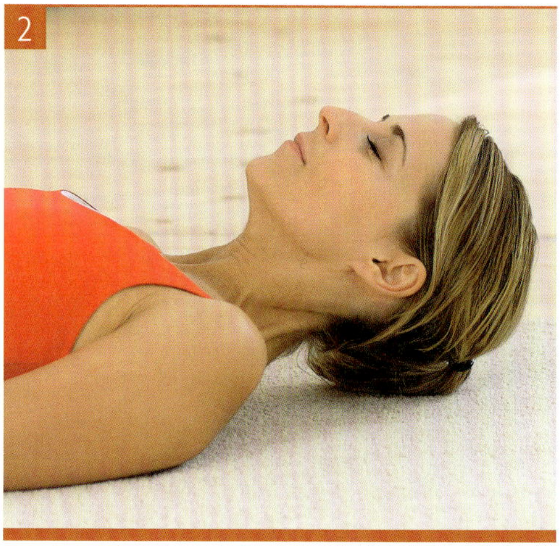

Schultern, Rücken und Bauch

Konzentrieren Sie sich auf den Rumpf – den Schultergürtel, den Rücken und den Bauch.

1 Ziehen Sie die Schultern ein wenig nach unten und nach hinten, sodass die Schulter- und oberen Rückenmuskeln angespannt sind.

Der obere Rücken hebt sich dabei leicht vom Boden. Drücken Sie den Bauch heraus, wobei der untere Rücken in Kontakt mit dem Boden bleibt.

Halten Sie die Spannung: 1 – 2 – 3 – weiteratmen! – 5 – 6 – 7.

Jetzt loslassen!

Spüren Sie eine halbe Minute lang nach, wie sich die Muskeln entspannen.
Wiederholen Sie die Übung.

1

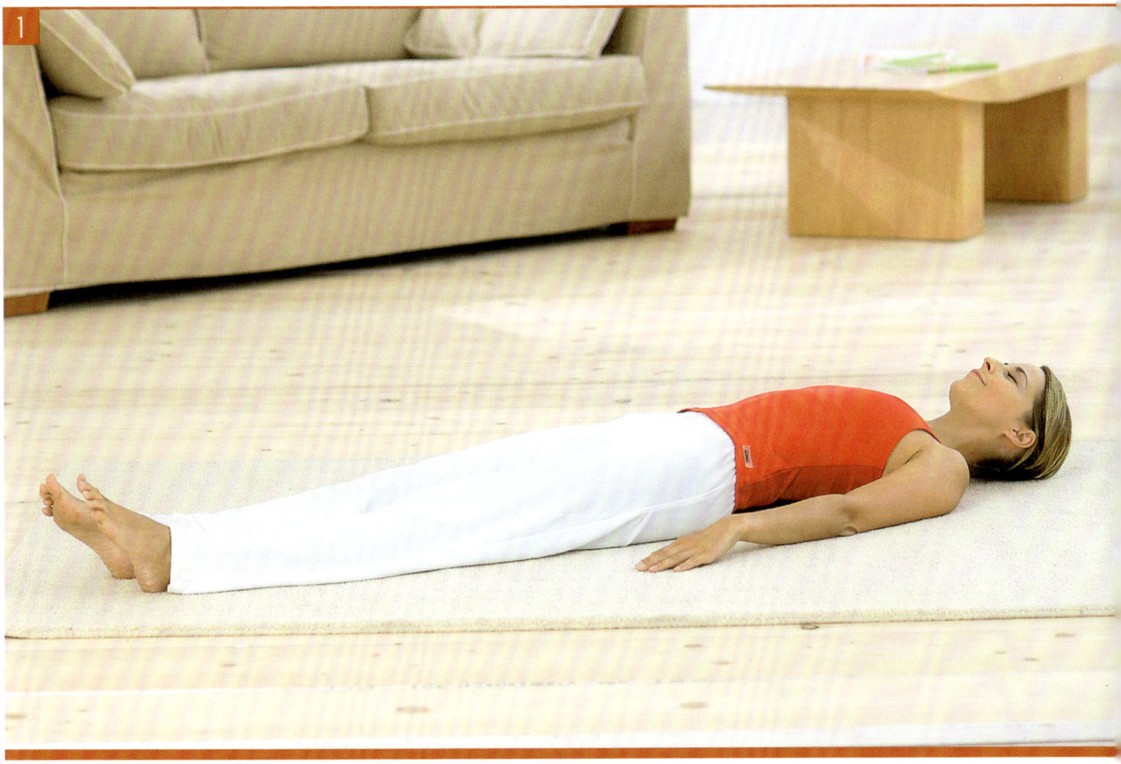

Rechtes Bein

Konzentrieren Sie sich auf Ihr rechtes Bein.

1 Drücken Sie mit der rechten Ferse leicht gegen den Boden, strecken Sie den rechten Fuß und ziehen Sie die Zehen an.

Halten Sie die Spannung: 1 – 2 – 3 – weiteratmen! – 5 – 6 – 7.

Jetzt loslassen!

Spüren Sie ungefähr eine halbe Minute lang nach, wie sich die Muskeln entspannen.

Wiederholen Sie die Übung.

Linkes Bein

Konzentrieren Sie sich auf Ihr linkes Bein.

Drücken Sie mit der linken Ferse leicht gegen den Boden, strecken Sie den linken Fuß und ziehen Sie die Zehen an.

Halten Sie die Spannung: 1 – 2 – 3 – weiteratmen! – 5 – 6 – 7.

Jetzt loslassen!

Spüren Sie etwa eine halbe Minute lang nach, wie sich die Muskeln entspannen.

Wiederholen Sie die Übung.

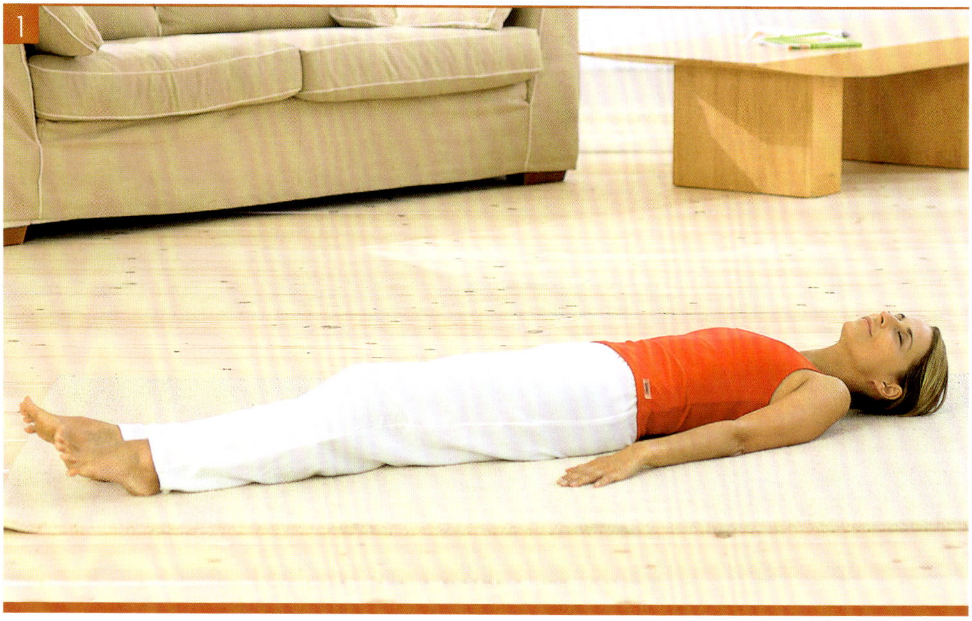

Ganzer Körper

2 Zum Abschluss spannen Sie nun noch einmal alle Muskeln gleichzeitig an.

Ballen Sie die Fäuste und winkeln Sie die Arme an.

Machen Sie ein Gesicht, als hätten Sie in eine Zitrone gebissen.

Heben Sie den Kopf ein winziges Stück vom Boden und drücken Sie die Schultern gegen den Boden.

Strecken Sie Füße und Zehen und drücken Sie mit den Fersen gegen den Boden.

Halten Sie die Spannung fünf Sekunden lang. Dann lassen Sie die Spannung los und spüren der Entspannung nach.

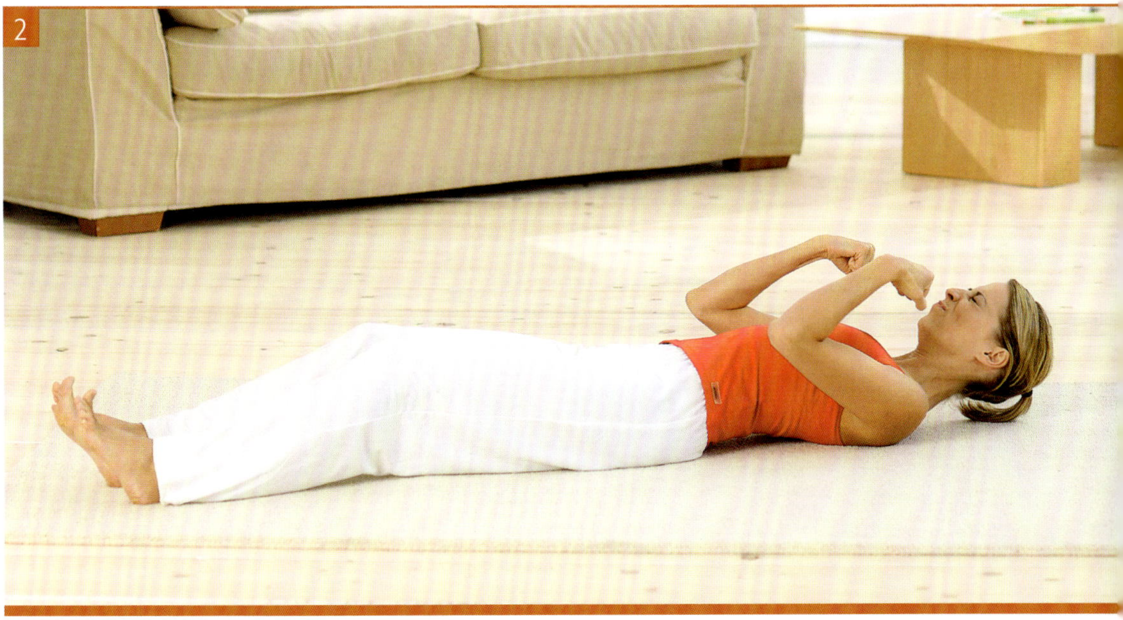

Das 4-Stufen-Programm (CD Übung 4)

Das 4-Stufen-Programm dauert 5 Minuten und Sie spannen nacheinander an:

- Arme
- Gesicht und Nacken
- Schultern, Rücken und Bauch
- Beine

Am Ende werden dann gleichzeitig alle Muskelgruppen angespannt. (Da das eine Wiederholung ist, zählt diese Anspannung jedoch nicht als zusätzliche Stufe.) Beginnen Sie mit dieser kurzen Form erst, wenn Sie mit der Vollentspannung und dem 7-Stufen-Programm eine tiefe Entspannung erreichen können.

Arme

1 Konzentrieren Sie sich auf Ihre Arme. Ballen Sie die Hände zu Fäusten, beugen Sie die Arme und spannen Sie die Bizepsmuskeln an.
Halten Sie die Spannung: 1 – 2 – 3 – weiteratmen! – 5 – 6 – 7.
Jetzt loslassen!
Spüren Sie nach, wie sich die Muskeln entspannen.

Gesicht und Nacken

2 Konzentrieren Sie sich auf Ihr Gesicht und den Nacken. Spannen Sie alle Gesichtsmuskeln an, indem Sie die Augen zusammenkneifen, die Oberlippe zur Nase ziehen, ohne dabei den Mund zu öffnen, und die Mundwinkel ebenfalls nach oben ziehen. Gleichzeitig heben Sie den Kopf ein kleines Stück vom Boden ab und spannen die Hals- und Nackenmuskulatur an.

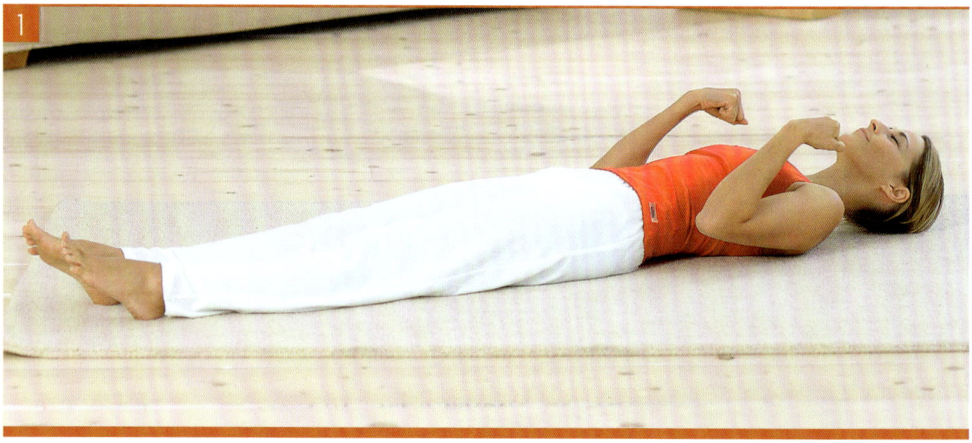
1

Halten Sie die Spannung:
1 – 2 – 3 – weiteratmen! – 5 – 6 – 7.
Jetzt loslassen!
Spüren Sie nach, wie sich die Muskeln entspannen.

Schultern, Rücken und Bauch

3 Konzentrieren Sie sich auf Schultergürtel, Rücken und Bauch.

Ziehen Sie die Schultern ein wenig nach unten und nach hinten. Drücken Sie den Bauch heraus, als ob Sie mit dem Bauch ein darauf liegendes Gewicht heben wollten.

Halten Sie die Spannung: 1 – 2 – 3 – weiteratmen! – 5 – 6 – 7.
Jetzt loslassen!

Spüren Sie nach, wie sich die Muskeln entspannen.

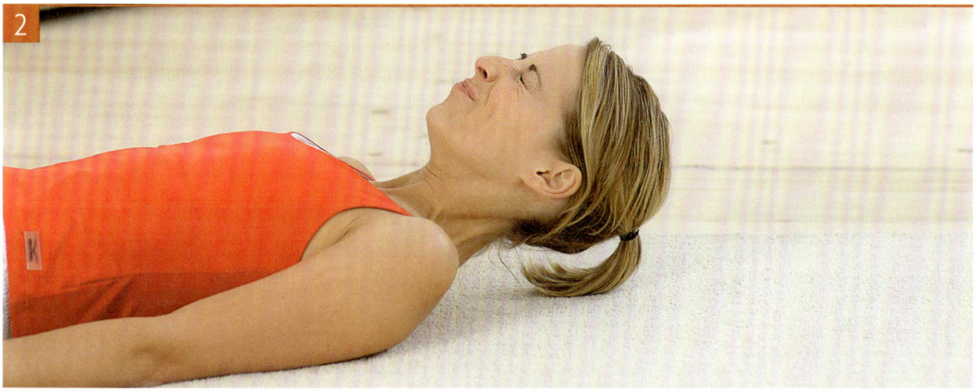

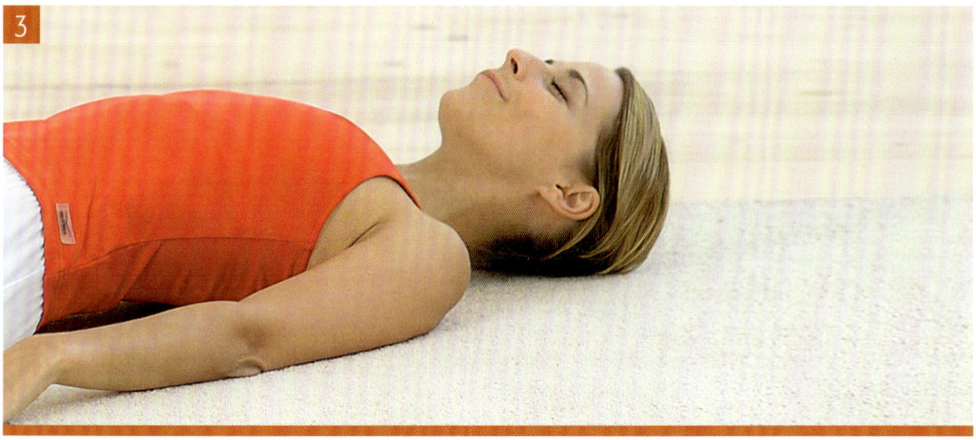

Beine

1 Konzentrieren Sie sich auf Ihre Beine. Drücken Sie mit den Fersen gegen den Boden, strecken Sie die Füße und ziehen Sie die Zehen an.

Halten Sie die Spannung: 1 – 2 – 3 – weiteratmen! – 5 – 6 – 7.

Jetzt loslassen!

Spüren Sie etwa eine Minute lang nach, wie sich die Muskeln entspannen.

Ganzer Körper

2 Zum Abschluss spannen Sie nun noch einmal alle Muskeln gleichzeitig an:
Ballen Sie die Fäuste und winkeln Sie die Arme an.

Machen Sie ein Gesicht, als hätten Sie in eine Zitrone gebissen.

Heben Sie den Kopf ein winziges Stück vom Boden und drücken Sie die Schultern gegen den Boden.

Strecken Sie Füße und Zehen und drücken Sie mit den Fersen gegen den Boden.

Halten Sie die Spannung fünf Sekunden lang. Dann lassen Sie mit einem Mal die Spannung los und spüren eine Minute lang der Entspannung nach.

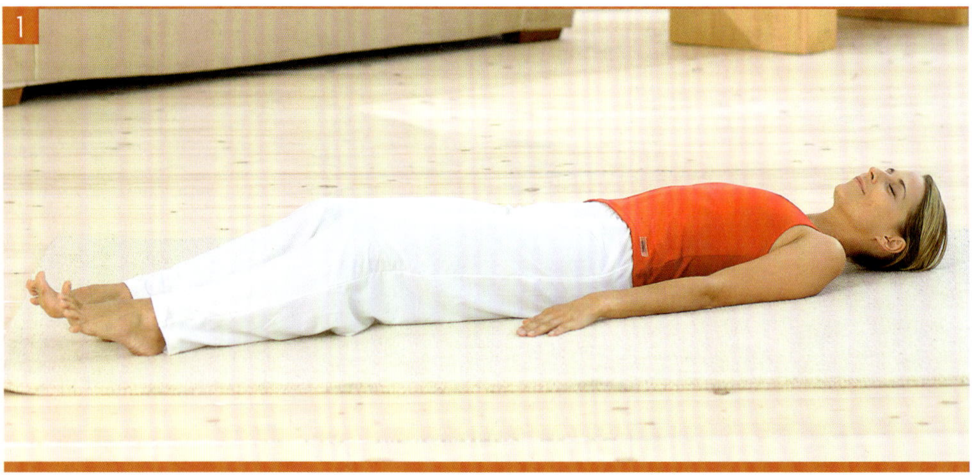

Die Übung macht's!

Am liebsten wären Sie natürlich sofort völlig entspannt. Oder zumindest nach ein oder zwei Übungsphasen. Mit der Muskelentspannung nach Jacobson können Sie in relativ kurzer Zeit lernen, sich gründlich zu entspannen – und das nicht nur bei der Übung. Leider geht es jedoch nicht von einem Moment auf den anderen:

Sie haben jahrelang »geübt« sich zu verspannen. Kein Wunder bei dem täglichen Stress, der Sie dabei unterstützt hat. Sie werden nicht Jahre brauchen, um körperlich und seelisch entspannt zu sein. Was Sie jedoch benötigen, ist regelmäßiges und gründliches Üben!

Führen Sie das Vollprogramm mindestens 10-mal und mindestens jeden zweiten Tag durch. Wenn Sie die Erfahrung der vollkommenen Entspannung gemacht haben, ist es wichtig weiter zu üben – aber Sie brauchen nicht mehr so viel Zeit. Kommen Sie schließlich auch mit dem 4-Stufen-Programm gut zurecht, müssen Sie nicht mehr jeden Tag oder jeden zweiten Tag üben, sondern lediglich in regelmäßigen Abständen das Gelernte auffrischen.

In etwa zwei bis drei Monaten werden Sie Ihre Verspannungen von Grund auf aufgelöst haben. Natürlich gibt es immer wieder Situationen, die Sie stressen und verspannen können – aber Sie sind dann Experte im Entspannen!

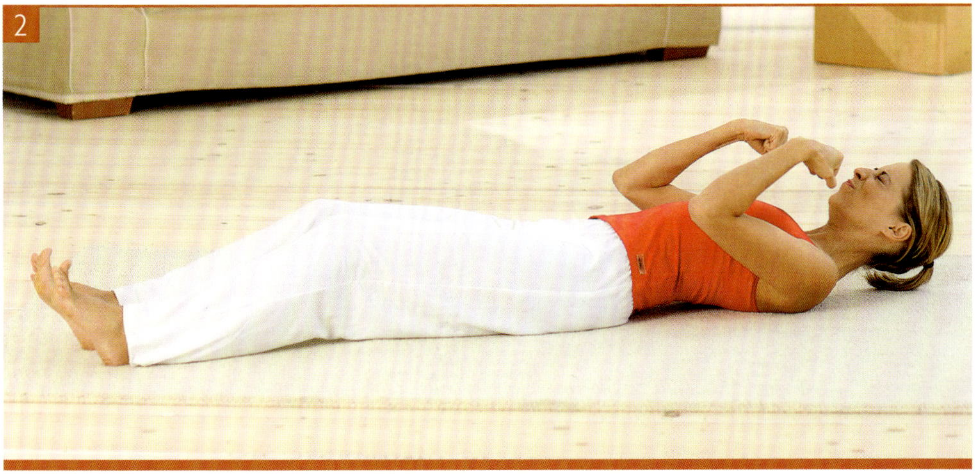

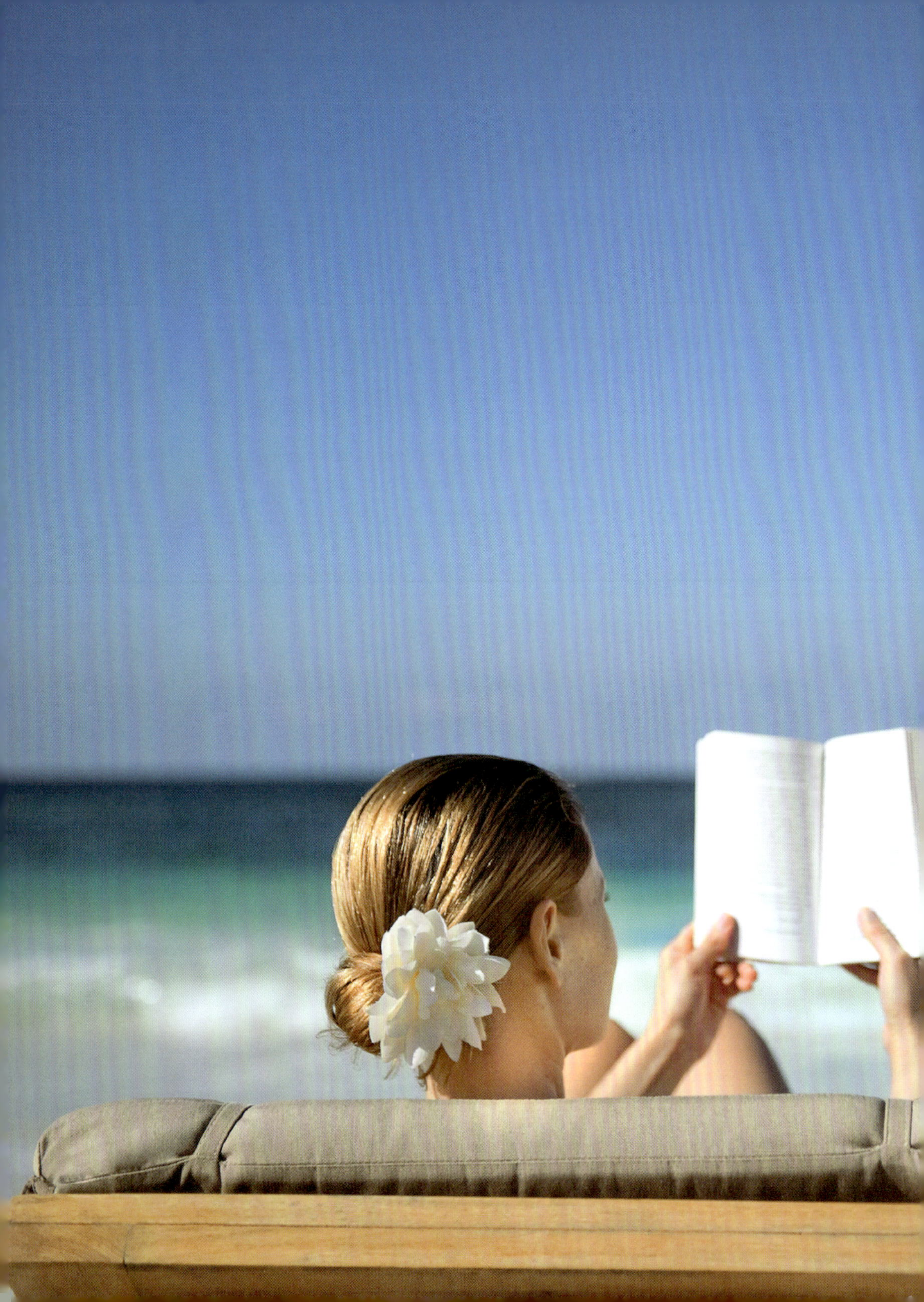

Den Alltag entspannt genießen

Nutzen Sie die erlernten Entspannungsmöglichkeiten in alltäglichen Situationen. Mit der richtigen Übung wird es Ihnen auch gelingen, im Alltagsstress entspannt zu bleiben.

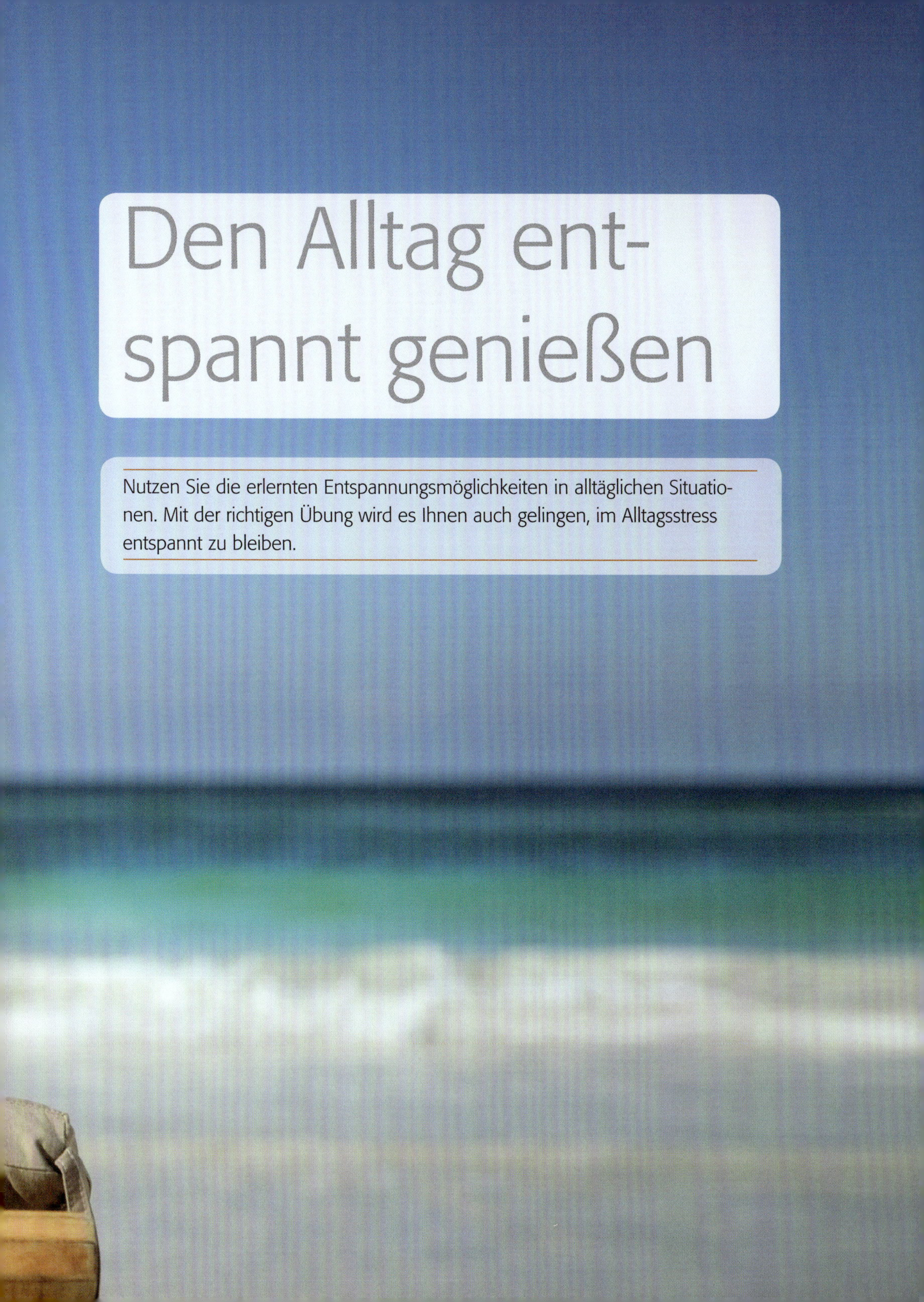

Kurzprogramme

Mit den verkürzten Stufenprogrammen haben Sie bereits gelernt, innerhalb weniger Minuten eine tiefe Entspannung zu erreichen. Nun können Sie sich aber in der Regel in Ihrem Alltag nicht einfach auf eine Decke legen und eine Entspannungsübung durchführen. Die Kollegen im Büro würden sich wundern.
Aber das ist ja auch nicht nötig. Um im Alltag Stress abzubauen, müssen Sie nicht unbedingt den ganzen Körper entspannen. Es geht darum, dass Sie sich wohl fühlen und unnötige Spannungen loslassen. Dazu müssen Sie weder liegen noch alle Muskelgruppen entspannen. In den meisten Alltagssituationen ist das nicht nur unmöglich, sondern auch unerwünscht.

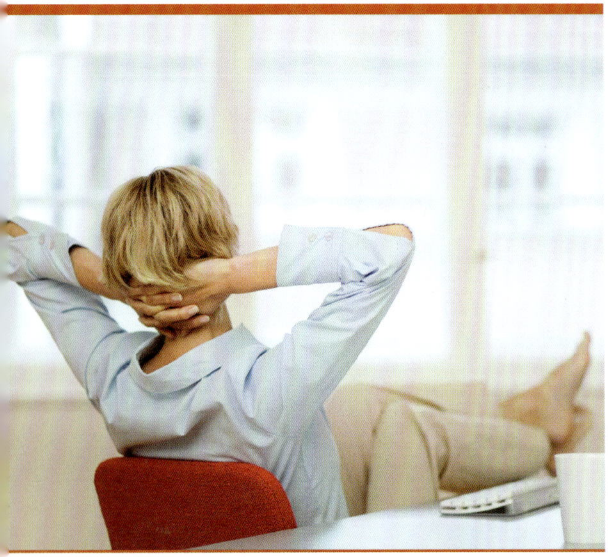

Aktiv und gleichzeitig entspannt zu sein ist kein Widerspruch. Entspannt im Alltag zu sein, bedeutet, die Muskeln, die Sie nicht benötigen zu entspannen und die aktive Muskulatur so anzuspannen, dass Sie Ihre Kräfte optimal einsetzen, anstatt sie mit Verspannungen zu blockieren.

Überall entspannt

Mit der Erfahrung, die Sie mittlerweile haben, könnten Sie nun wahrscheinlich selbst Übungen entwickeln, die Sie im Alltag einsetzen können. Das müssen Sie aber nicht, denn wir werden Ihnen auf den folgenden Seiten einige Vorschläge machen, wie Sie:

- in der Warteschlange stehen und entspannen können, ohne verwunderte Blicke auf sich zu ziehen,
- mitten im Büroalltag sitzend entspannen können, ohne dass die Kollegen etwas davon mitbekommen,
- im Auto Stress abbauen können, ohne den Straßenverkehr zu gefährden.

In der Warteschlange

Im Stehen können Sie natürlich nicht alle Muskeln entspannen. Sie benötigen sie ja, um stehen zu bleiben. Aber warum sollten Sie nicht die Zeit in der Warteschlange nutzen, um etwas für die Entspannung zu tun. Das Warten kann ja durchaus Stress bedeuten. Folgende Muskeln eignen sich besonders für kurze Spannungs- und Entspannungsübungen.

■ **Hände, Schultern und oberer Rücken:** Ballen Sie die Hände zu Fäusten. Ziehen Sie gleichzeitig die Schultern nach unten und hinten.

■ **Nacken:** Drehen Sie Ihren Kopf so, als wollten Sie sehen, was hinter Ihnen vorgeht. Drehen Sie den Kopf vorsichtig und übertreiben Sie nicht! Und natürlich sollten Sie diese Übung in beide Richtungen ausführen.

■ **Gesicht:** Gähnen Sie einfach ausgiebig (und halten Sie sich die Hand vor den Mund).

■ **Bauch:** Ziehen Sie den Bauch kräftig ein. Vergessen Sie aber trotzdem nicht, weiter zu atmen!

1 **Beine:** Diese Übung wirkt auch Krampfadern entgegen.
Heben Sie einfach die Fersen vom Boden ab und stellen Sie sich auf die Zehenspitzen. Verteilen Sie das Körpergewicht dabei auf beide Beine. Wenn Sie vor einem hohen Regal stehen, wirkt das ganz natürlich. Sie können aber auch nur einen Fuß auf die Zehenspitzen stellen und dabei das Bein leicht anwinkeln. Danach führen Sie diese Bewegung mit dem anderen Fuß aus.

Im Büro

Die Übungsvarianten im Sitzen, die wir Ihnen hier erklären, können Sie natürlich nicht nur im

1

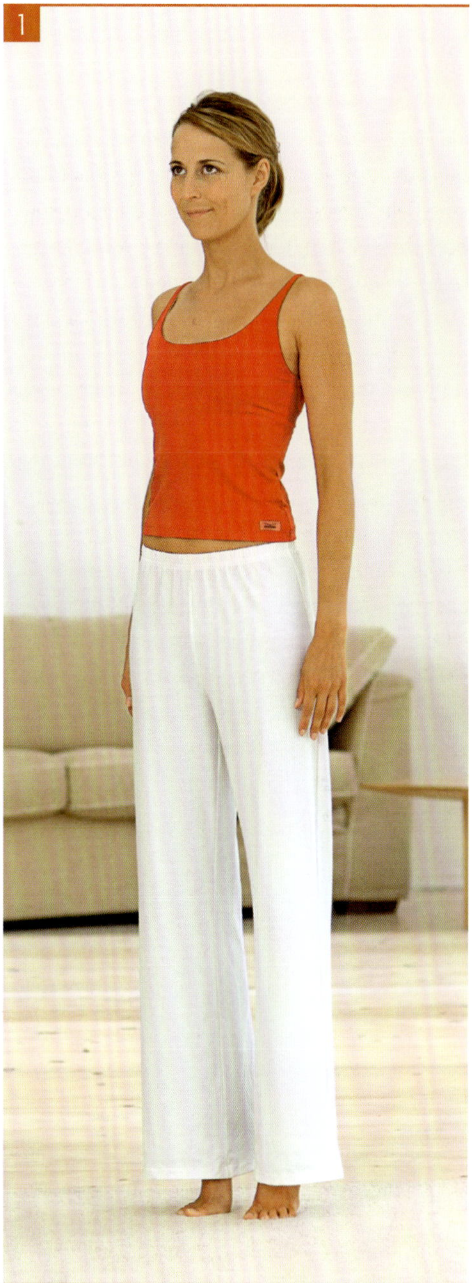

Büro, sondern auch im Flugzeug, in der Bahn oder zuhause am Schreibtisch durchführen. Insbesondere bei sitzenden Tätigkeiten oder auf Reisen tut eine kleine Entspannungspause besonders gut, und sie ist wichtig für Ihre Gesundheit. Sitzen ist nämlich keine besonders natürliche Haltung. Wenn Sie die folgenden Entspannungsübungen regelmäßig ausführen, können Sie sich mitten im Alltagsstress wohlfühlen. Wir haben besonderen Wert darauf gelegt, dass Ihnen das Üben nicht anzusehen ist.

Das Prinzip der PMR ist Ihnen ja mittlerweile in Fleisch und Blut übergegangen: Sie spannen eine Muskelgruppe an, halten die Spannung sieben Sekunden lang und atmen dabei weiter. Dann entspannen Sie die Muskulatur mit einem Mal (und lassen die Spannung nicht allmählich nach). Im Folgenden werden wir nur Hinweise geben, wie Sie die Muskeln anspannen. Wie Sie damit arbeiten, wissen Sie ja.

■ **Arme:** Fassen Sie die seitlichen Stuhlkanten mit festem Griff und ziehen Sie, so als wollten Sie sich selbst mitsamt dem Stuhl hochheben. Alternativ können Sie auch einfach unter Ihre Oberschenkel greifen.

■ **Gesicht:** Das Gesicht ist natürlich kaum zu verstecken. Aber Sie können die Gesichtsmuskulatur wie gehabt anspannen, wenn Sie einfach den Kopf ein wenig senken und mit den Fingerspitzen Ihre Stirn berühren. Dann sieht niemand, wenn Sie ein »Zitronengesicht« ziehen.

1 **Nacken:** Verschränken Sie Ihre Hände hinter dem Kopf und drücken Sie den Kopf gegen das Halten der Arme nach hinten. Diese Übung können Sie auch im Stehen ausführen.

■ **Schultern und Rücken:** Ziehen Sie einfach wie gewohnt die Schultern nach hinten und unten.

■ **Bauch:** Sitzen Sie aufrecht und versuchen Sie die Füße einen Zentimeter vom Boden abzuheben. Die Füße müssen den Boden nicht unbedingt verlassen, aber auf den Fußsohlen sollte kein Gewicht mehr lasten.

■ **Beine:** Heben Sie die Fersen vom Boden und krümmen Sie die Zehen, so als wollten Sie etwas mit ihnen fassen.

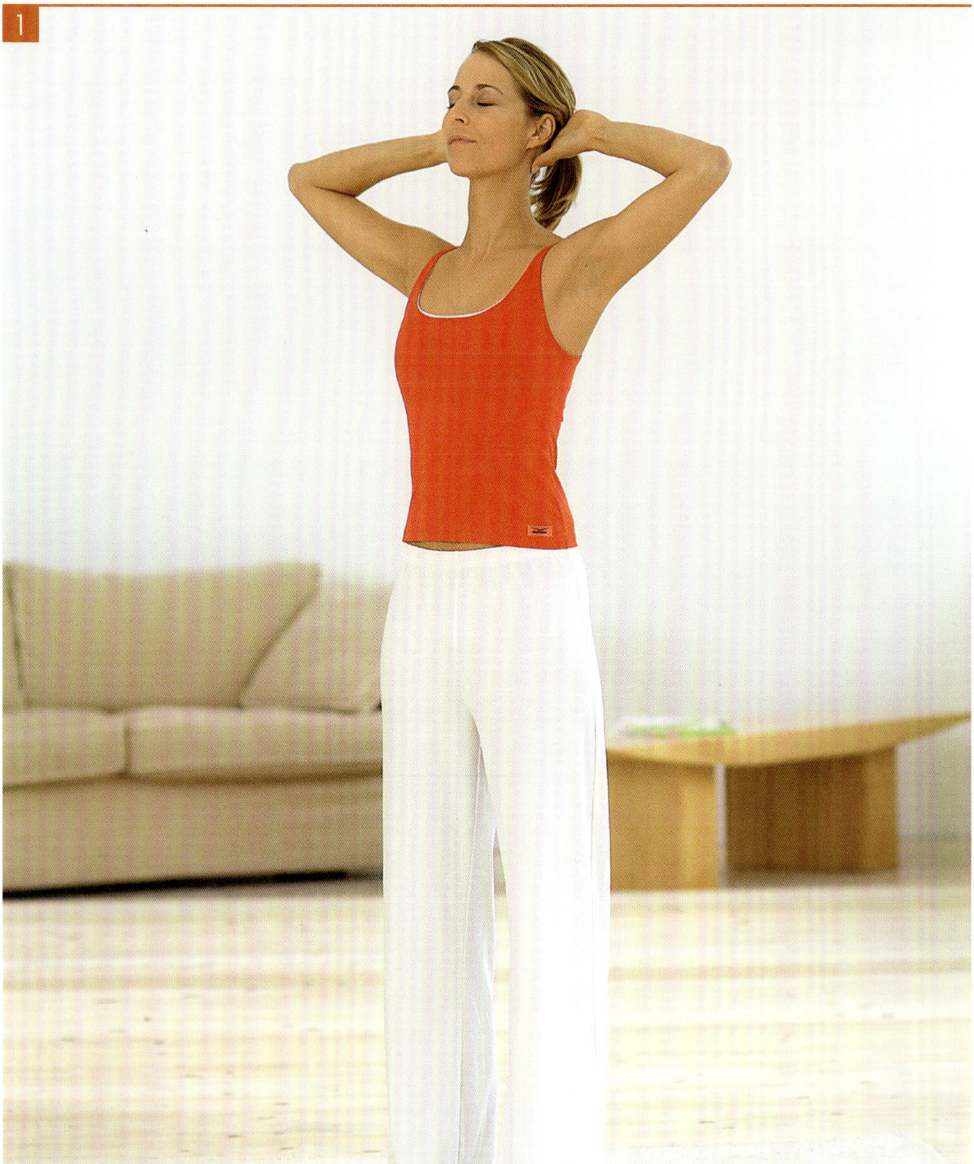
1

Im Auto

Im Auto empfiehlt es sich nicht, sich allzusehr zu entspannen. Bitte kommen Sie nicht auf die Idee, die dem Buch beiliegende CD oder eine andere Entspannungs-CD im Auto zu hören. Das verringert Ihre Reaktionsfähigkeit und erhöht die Unfallgefahr. Die folgenden Anspannungen und Entspannungen gefährden Sie nicht, sondern erhöhen Ihre Wachheit und reduzieren Stress.

- **Gesicht:** In der Gesichtsmuskulatur schlägt sich der Stress besonders schnell nieder. Das Zusammenkneifen der Augen sollten Sie sich beim Autofahren natürlich verkneifen. Aber die Augenbrauen weit nach oben zu ziehen und die Anspannung anschließend wieder los zu lassen, geht.

Durch diese Übung werden Sie wacher und gelassener. Das Gleiche gilt für das Hochziehen der Mundwinkel. Wenn Sie niemand sieht (oder wenn es Ihnen egal ist), sollten Sie öfter mal die Zunge weit herausstrecken. Das ist eine ideale Übung, um Verspannungen im Kieferbereich zu lösen.

- **Nacken, Schultergürtel, Bauch, Arme:** Bitte kommen Sie nicht auf die Idee, diese Übung beim Fahren durchzuführen! Bei einem Halt an der Ampel oder im Stau ist sie jedoch ideal, um Spannungen abzubauen. Fassen Sie das Lenkrad mit festem Griff, drücken Sie den Kopf gegen die Kopfstütze, ziehen Sie die Schultern nach unten und hinten. Heben Sie die Füße von den Pedalen.

Relax! Zwischendurch blitzschnell entspannen

Wäre es nicht schön, sofort, innerhalb einer Sekunde, ohne eine Pause einzulegen, entspannen zu können? Wenn Sie gelernt haben, sich mit PMR zu entspannen, werden Sie auch die Blitzentspannung lernen können. Ohne etwas Übung geht das nicht – aber es funktioniert schneller, als Sie vielleicht denken.

Leitmuskeln

Manche Muskeln sind für die Entspannung wichtiger als andere. Bei Stress reagieren zunächst zwei Muskelgruppen: Die Bauchmuskeln werden hart und das Gesicht legt sich in Falten. Dann folgen andere Muskeln. Biologisch hat das durchaus Sinn.

Bei einem Angriff ist es das Wichtigste, erst einmal die inneren Organe zu schützen (die Bauchmuskeln werden angespannt und bilden einen »Panzer«) und sich voll auf die Gefahr zu konzentrieren (unter anderem werden die Augen zusammengekniffen).

Dieses Programm ist so eingeschliffen, dass es gar nicht leicht ist, Bauch und Gesicht anzuspannen und dabei andere Muskeln locker zu lassen. Sie können das selbst ausprobieren. Es gelingt, aber Sie werden sich darauf konzentrieren müssen.

Mit diesem Wissen können Sie sich sehr schnell entspannen: Konzentrieren Sie sich auf das Gesicht und den Bauch, entspannen Sie diese

Muskeln. Wenn Sie nicht durch und durch verspannt sind (und diesen Punkt sollten Sie natürlich vorher durch PMR überschritten haben), können Sie in wenigen Sekunden ganz relaxt werden. Aber es geht sogar noch schneller.

Im Folgenden werden Sie lernen, wie Sie sich über zentrale Muskeln – die »Leitmuskeln« – blitzschnell entspannen können. Wenden Sie diese Technik möglichst oft im Alltag an – je kreativer Sie dabei sind, desto besser. Ob Sie auf den Bus warten, zuhause vor dem Fernseher sitzen oder sich zwischen zwei Telefonaten etwas Zeit nehmen: Für eine kurze Entspannung genügen schon wenige Sekunden. Und auch wenn es um Entspannung, Gelassenheit und innere Ruhe geht, gilt eben: Nur Übung macht den Meister.

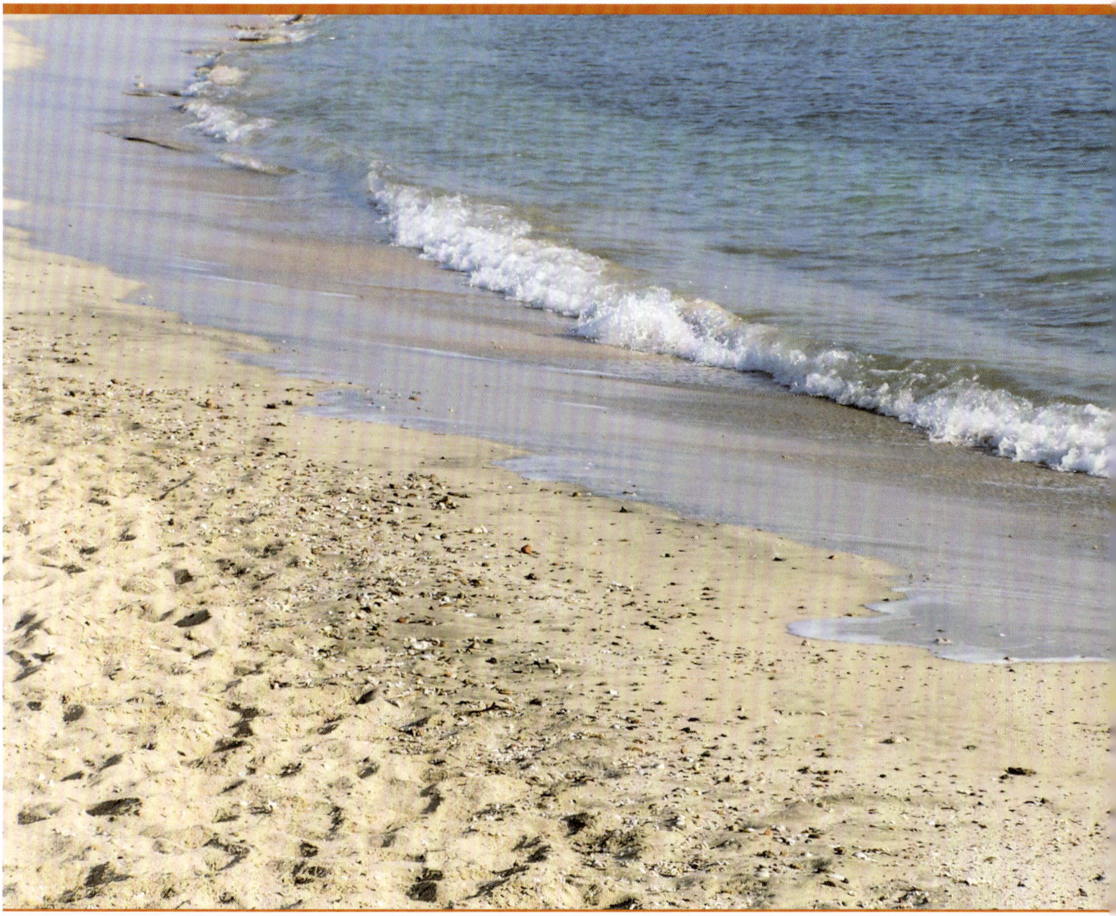

Die Sekunden-Blitzentspannung

Die sekundenschnelle Entspannung müssen Sie eine Weile üben und später regelmäßig wiederholen. Der Ablauf ist aber ganz einfach.

Sie nutzen die Fähigkeit des Gehirns, völlig unterschiedliche Dinge durch Assoziation miteinander zu verbinden. Sie kennen das wahrscheinlich von Gerüchen – ein bestimmter Geruch erinnert Sie an Weihnachten und längst vergangene Ereignisse, ein anderer Geruch lässt Ihren Magen verkrampfen und erregt Übelkeit.

Wir wollen die Entspannung erst mit einer kleinen Bewegung und dann mit einem Gedanken assoziieren.

Anspannen und Entspannen mit einer Bewegung verbinden

Üben Sie die schnelle Entspannung durch das Loslassen von Bauch- und Gesichtsmuskeln. Gleichzeitig mit dem Loslassen machen Sie eine kleine, charakteristische Bewegung: Spannen Sie am besten vor dem Loslassen die Fäuste an und lassen dann mit der Entspannung die Hände locker werden.

Sie spannen also nur noch die Fäuste an und lassen los. Ihre Konzentration liegt dabei aber auf der Entspannung von Gesicht und Bauch. Nach einer Weile reicht es, wenn Sie nur noch kurz die Fäuste schließen und öffnen. Die Entspannung von Gesicht und Bauch (und damit die seelische Entspannung) ist mit dieser Bewegung assoziiert.

Anspannen und Entspannen mit einem Gedanken verbinden

Verbinden Sie das Anspannen und Entspannen der Hände mit einem Gedanken, beispielsweise dem inneren Befehl »Loslassen!«. Haben Sie auch das eine Weile eingeübt, gelingt Ihnen die »Blitzentspannung«: Der Gedanke »Loslassen!« reicht, um sich zu entspannen. Noch schneller geht nicht mehr!

Das Seelenprogramm

Wenn Sie eine Weile die Muskelentspannung geübt haben, werden Sie die Erfahrung machen, dass Sie sich tatsächlich entspannen können und dass mit der körperlichen Entspannung wie von selbst, ganz ohne Absicht, auch mehr Ruhe in Ihre Seele eingekehrt ist. Im Vergleich zu der Zeit vor Ihrem Training sind Sie nun wahrscheinlich ruhiger und gelassener. Der Stress hat Sie nicht mehr so sehr im Griff und Sie haben mehr Kontrolle über Ihr Leben und Ihr Wohlbefinden. Sie haben am eigenen Leib erfahren, dass Körper und Seele enger zusammenarbeiten, als man gewöhnlich glaubt. Vielleicht sind Sie vollkommen zufrieden mit dem, was Sie erreicht haben. Warum auch nicht? Sie haben allen Anlass stolz auf sich zu sein.

Entspannt trotz Belastung

Vielleicht möchten Sie aber noch tiefer einsteigen. Wenn Sie besonderen Belastungen ausgesetzt sind, haben Sie möglicherweise das Gefühl, dass es Ihnen gut tun könnte, Ihre aufwallenden Gefühle etwas besser in den Griff zu bekommen. Dabei können Sie direkt an Ihre Erfahrungen mit der Muskelentspannung anknüpfen. Mit dem »Seelenprogramm« werden Sie lernen, wie Sie negative Gefühle leichter loslassen können.

Wut, Ärger, Traurigkeit spüren und loslassen

Manchmal werden Gefühle übermächtig. Wut, Ärger, Traurigkeit oder Angst drängen sich ungebeten auf, und jeder Versuch, diese Gefühle bewusst abzustellen, scheitert schon im Ansatz. Wir können nicht einfach beschließen: »Ich bin jetzt nicht mehr traurig.«, »Ich höre jetzt auf, wütend zu sein.« oder »Jetzt habe ich eben keine Angst mehr.« Wenn es doch so einfach wäre!

Auf der anderen Seite sind wir aber unseren Gefühlen nicht völlig hilflos ausgesetzt. Selbst bei schweren Ängsten, Depressionen und anderen seelischen Schwierigkeiten gibt es Auswege. Wenn es ganz schwierig wird, geht es mit Hilfe eines erfahrenen Psychologen. Ob Sie nun mit einem Psychologen arbeiten oder der Ansicht sind, dass Sie ohne professionelle Hilfe zurecht kommen: Mit dem Seelenprogramm können Sie auf jeden Fall etwas für sich tun. Allein oder als sinnvolle Unterstützung einer Therapie. Und zwar, indem Sie negative Gefühle einfach »wegentspannen«.

Negative Gefühle »wegentspannen«

Gefühle drücken sich in körperlichen Haltungen aus. Menschen, die bedrückt sind, lassen die Schultern und Mundwinkel hängen. Wer Angst hat, reißt die Augen auf und zieht die Schultern hoch. Bei Wut legt sich die Stirn in Falten und die Augen werden zusammengekniffen.

Machen Sie ein kleines Selbstexperiment: Lassen Sie den Kopf hängen, ziehen Sie die Schultern nach oben, kneifen Sie die Augen zusammen und ziehen Sie die Mundwinkel nach unten – und dann versuchen Sie einmal ein freudiges Gefühl in sich wachzurufen. Sie werden feststellen, dass Ihnen das kaum gelingt.

Umgekehrt gilt aber dasselbe: Heben Sie Ihre Mundwinkel, öffnen Sie die Augen und blicken Sie leicht nach oben, ziehen Sie die Schultern etwas zurück und atmen Sie tief durch. In dieser Haltung wird es Ihnen sehr schwer fallen, negative Gefühle zu empfinden. Während es einige »negative Haltungen« gibt, gibt es nur diese eine »positive Haltung«!

Gehen Sie ganz bewusst in eine Haltung, die Ihr (negatives) Gefühl ausdrückt.

Lassen Sie dieses Gefühl in sich aufsteigen, bis Sie es deutlich empfinden.

1 Ballen Sie die Hände zu Fäusten und spannen Sie den Bauch an.

Bleiben Sie sieben Sekunden in dieser Haltung.

Lassen Sie dann plötzlich los und gehen Sie in die »positive Haltung«. Heben Sie die Arme über den Kopf und atmen Sie dreimal tief durch.

Nehmen Sie die Veränderung Ihrer Gefühle bewusst wahr.

Wiederholen Sie das Ganze dreimal.

Wenn Sie dies einige Male geübt haben, können Sie die Übung blitzschnell in Ihrer Vorstellung durchführen, so wie Sie es bereits auf S. 58 gelernt haben. Am besten gelingt das, wenn Sie beim Üben die »Glücksphase« mit einem »Codewort« verbinden, beispielsweise indem Sie beim Heben der Arme »Glücklich!« denken oder – noch besser – laut rufen. Wenn Sie später dieses »Codewort« nur innerlich sagen, werden Sie feststellen, dass Ihre negativen Gefühle, zumindest für einen Moment, verschwunden sind. Je öfter Sie das üben, desto fester wird die Verbindung.

Natürlich ist das kein Allheilmittel. Aber es ist erstaunlich hilfreich. Probieren Sie es aus und genießen Sie es!

1

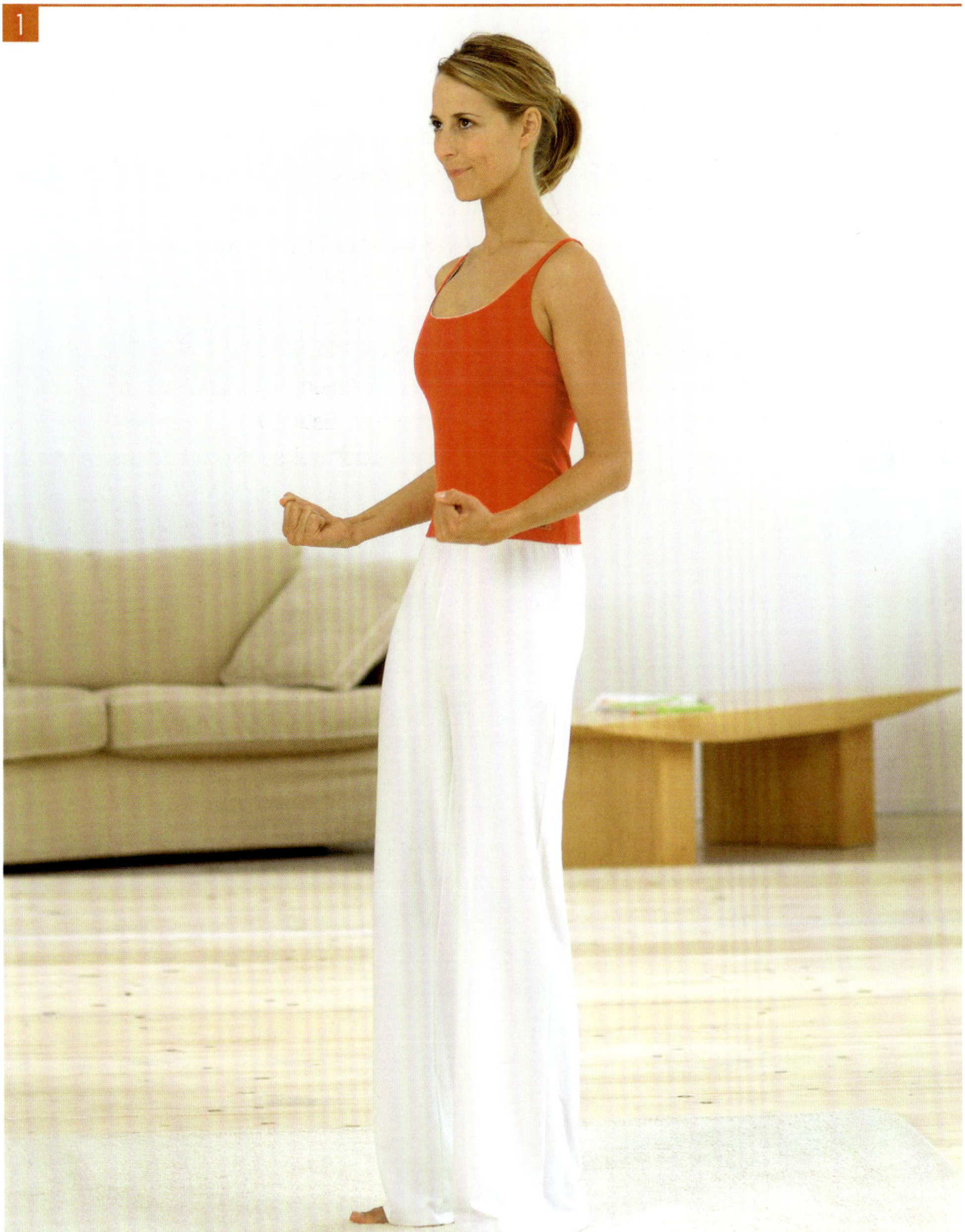

Stichwortverzeichnis

Literatur

Bernstein, D.A./Borkovec, T.D.: Entspannungs-Training. Handbuch der progressiven Muskelentspannung. Pfeiffer, München 1990

Jacobson, E.: Entspannung als Therapie. Stuttgart, 1996

Grasberger, D./Schweppe R.: Richtig Atmen. BLV, München 2006

Schwarz, A.: Mein kleiner Seelentherapeut. Gütersloher Verlagshaus, Gütersloh 2006

Schwarz, A.: Loslassen und Leben. Urania, Stuttgart 2004

Schwarz, A./Schweppe R.: Das NLP-Praxisbuch. Südwest, München 2006

Schweppe R./Schwarz A.: Urlaub auf der Seeleninsel. Kösel, München 2003

Wolpe, J.: Praxis der Verhaltenstherapie. H. Huber, Göttingen 1993

Inhalt der CD

Übung 1: Drei kleine Vorübungen, 4:39 Minuten

Übung 2: Die PMR-Vollentspannung, 39:16 Minuten

Übung 3: Das 7-Stufen-Programm, 17:21 Minuten

Übung 4: Das 4-Stufen-Programm, 5:41 Minuten

Über die Autoren

Anja Schwarz, Dipl. Psych., 1966 in München geboren. Studium der Psychologie in Gießen und Regensburg. Ausbildung zur Verhaltenstherapeutin beim VfkV (Verein zur Förderung der klinischen Verhaltenstherapie). Approbation zur Psychologischen Psychotherapeutin. Mehrjährige Tätigkeit an der Psychosomatischen Klinik Windach. Seit 2000 in eigener Praxis tätig.
www.psychotherapeutin-dachau.de

Aljoscha A. Schwarz, Dipl. Psych., 1961 in Bonn geboren, Member of Mensa, studierte in Kanada und Deutschland Philosophie, Psychologie, Pädagogik, Musikpädagogik und Sprachen. Sein besonderes Interesse gilt der Gehirnforschung. Seit 1989 arbeitet er als Schriftsteller, Übersetzer, Komponist und Philosophischer Lebensberater.
www.seelentherapeut.de

Impressum

Bibliografische Information der Deutschen Nationalbibliothek

Die Deutsche Nationalbibliothek verzeichnet diese Publikation in der Deutschen Nationalbibliografie; detaillierte bibliografische Daten sind im Internet über http://dnb.d-nb.de abrufbar.

8. Auflage

BLV Buchverlag GmbH & Co. KG
80636 München

© 2016 BLV Buchverlag GmbH & Co. KG, München

Das Werk einschließlich aller seiner Teile ist urheberrechtlich geschützt. Jede Verwertung außerhalb der engen Grenzen des Urheberrechtsgesetzes ist ohne Zustimmung des Verlags unzulässig und strafbar. Das gilt insbesondere für Vervielfältigungen, Übersetzungen, Mikroverfilmungen und die Einspeicherung und Verarbeitung in elektronischen Systemen.

Bildnachweis
Alle Fotos Susanne Kracke, außer:
Besendorfer, Eva: S. 8, 11, 18, 19, 40, 57
Gettyimages: S. 16/17, 50/51, 52
Reiter, Claudia: S. 6/7, 13

Umschlagfotos: Susanne Kracke

Lektorat: Manuela Stern
Herstellung: Angelika Tröger
Satz und Layout: Uhl + Massopust, Aalen

Printed in Germany
ISBN 978-3-8354-1392-4

Hinweis
Das vorliegende Buch wurde sorgfältig erarbeitet. Dennoch erfolgen alle Angaben ohne Gewähr. Weder Autoren noch Verlag können für eventuelle Nachteile oder Schäden, die aus den im Buch vorgestellten Informationen resultieren, eine Haftung übernehmen.

www.facebook.com/blvVerlag

Entspannt und gelassen den Alltag meistern

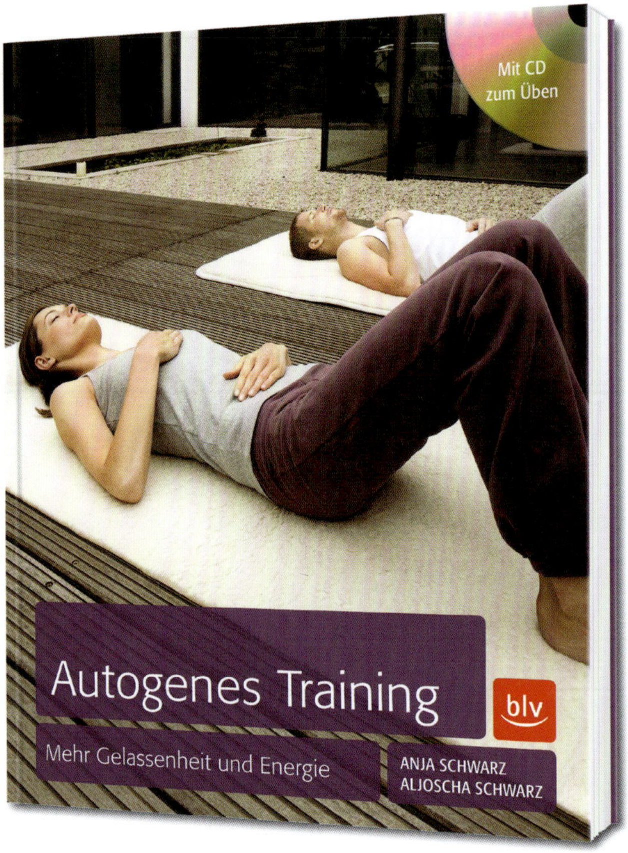

Anja Schwarz/Aljoscha Schwarz
Autogenes Training
Die anerkannte, bewährte Entspannungsmethode: von Ärzten empfohlen, von Krankenkassen gefördert · Autogenes Training im Alltag einsetzen – für Anfänger und Fortgeschrittene · Neue Kräfte tanken, Stress vermeiden, Schmerzen lindern, die Konzentration steigern · Mit Übungs-CD (Spieldauer: rund 73 Minuten).
ISBN 978-3-8354-1039-8

www.blv.de blv